건강 불안 극복 지침서

건강을 염려하는 감정과 행동에 맞서기

Katherine M. B. Owens · Martin M. Antony 공저
이경욱 역

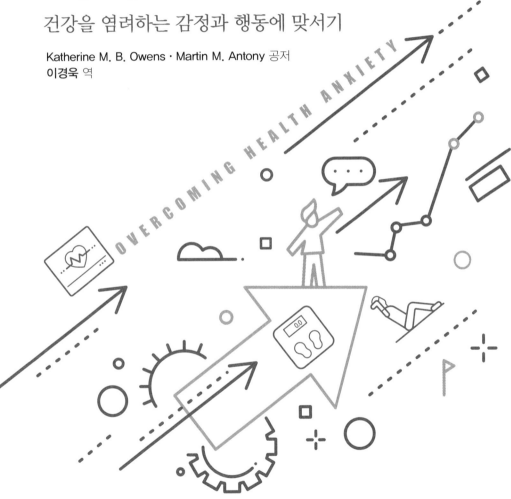

OVERCOMING HEALTH ANXIETY

학지사

역자 서문

드라마 〈슬기로운 의사생활〉에서 채송화 교수가 엄마에게 받은 스트레스를 친구인 이익준 교수에게 이야기하는 장면이 나옵니다.

"우리 엄마는 동네 병원을 열 군데는 다니시는 거 같아. 엊그제는 두통이 잦다며 뇌 CT 한번 찍어 보고 싶으시대."

"다리도 저리고 종아리도 우리하고 심장도 빨리 뛰는 거 같대. 눈도 침침하고 소화도 잘 안 된대."

이익준 교수가 "그럼 살아 계실 수가 없는데?"라고 하자, 채송화 교수는 "그래도 어떡해. 다음 달에 신경과 예약 잡아 드렸어. 우리 엄마는 진단이 아니라 확신이 필요하신 거 같아."라고 답하면서 엄마니까 어쩔 수 없이 또 검사를 할 수 있도록 예약해 주었다고 합니다.

이는 우리 주위에서 흔히 들을 수 있는 대화라고 생각합니다. 건강에 아무 이상이 없고 검진 결과에 문제가 발견되지 않는데도 이런저런 증상을 실제로 느끼고 안심을 하지 못하는 것을 건강염려증이라고 하는데, 이처럼 우리 주변에서는 가벼운 건강염려증 또는 건강 불안을 호소하는 분들을 쉽게 찾아볼 수 있습니다.

다음은 건강염려증으로 정신건강의학과 외래를 찾아오시는 환자분들의 이야기입니다.

- "자꾸 불안하고 신경도 예민해지는 것 같고 가슴이 답답해요."
- "끅끅대고 트림이 계속 나오면서 소화가 안 되는데 소화제를 먹어도 나아지지가 않아요. 부친이 담도암으로 돌아가셨는데, 그래서 저도 담도암이 생기는 건 아닌가 걱정이 돼요."
- "설사라도 하면 큰 병 걸렸구나 하는 생각에 불안하고 잠도 설쳐요."
- "목이 따끔거리고 기침이라도 하면 코로나 걸린 게 아닌가 걱정돼요. 백신 맞아도 되나요? 잘못될까 봐 불안해요."
- "아픈 것에 대한 불안이 심한 편이죠. 아버지가 소화제를 자주 드시는 것을 어릴 때부터 보고 자란 탓도 있고, 저 자신도 좀 어디가 아픈 게 아닌가 싶은 생각도 들고……. 그래서인지 계속 밥을 못 먹어 살도 빠지고 그래요. 병원에서 내시경 검사를 해서 이상이 없다고 하면 마음이 좀 풀리는데 집에만 돌아가면 '내 병은 내가 더 잘 알 수 있어.' 같은 생각이 들고, '위가 아니라 어디 다른 곳에 문제가 있나? 췌장? 간?' 이런 생각들이 자꾸 꼬리에 꼬리를 무니까 하루가 지나면 도로 원위치가 되는 거예요. 그런 생각을 계속하다 보면 잠도 안 오고……. 인터넷을 보고 이런 병은 어디까지 가더라, 찾아보면…… 점점…… 아무튼 끝까지 가게 돼요. 쓸데없는 생각들을 계속하면서요. 그러다 보면 더 불안해져서 어제오늘은 아예 인터넷을 안 봤어요."
- "제가 저 스스로를 들볶는 거죠. 계속해서 그 얘기만 하게 돼요. 인터넷에

서 찾아본 것을 주위 사람들에게 자꾸 물어보고. 이런 증상이 있는 것을
'담적병'이라고 한다더라, 그러니 한의원에 가 봐야 한다, 이런 소리 들으
면 또 가서 치료를 받아보고 싶고……. 한곳에서 제대로 해 보자. 그래서
마음을 가라앉히고 여기까지 온 거예요."

앞의 이야기들을 살펴보면, 본인이 느끼고 있는 어떤 증상이 실제로 있는 병
이 아니라고 의사나 가족이 이야기해도 계속 불안함이 떠나지 않는 마음의 병,
즉 건강에 대한 불안 또는 건강염려증이 있다는 것을 알 수 있습니다. 이 책의
저자들은 이러한 건강에 대한 불안이나 염려를 스스로 다스리는 방법을 제시
하고 있습니다.

이 책의 저자인 캐서린 오웬스 박사와 마틴 안토니 박사는 불안치료 및 인지
행동치료의 전문가로서, 건강에 대한 불안이나 염려를 스스로 다스리는 체계적
인 방법을 제시하고 있습니다.

이 책은 미국 인지행동치료학회가 우수자습서에 수여하는 상을 받은 역작이
며, 인지행동치료학회 추천 도서로도 선정되었습니다. 또한 당신의 삶을 지배
하고 있는, 질병에 걸릴까 봐 불안해하는 생각을 발견하고 그것에 도전하는 인
지행동적 접근을 다루고 있습니다.

"상황은 그대로이지만 바라보는 우리의 시각은 변할 수 있다."
"달라진 시각은 불안한 감정을 다룰 수 있게 한다."

이것이 이 책의 주된 가정이며 이른바 인지행동치료라고 불리는 치료의 핵심
입니다. 인지행동치료는 이미 불안장애의 치료에 효과적인 것으로 증명되었고,
건강 불안을 드라마틱하게 줄이는 것으로 알려져 있습니다. 저자들은 실제로
임상에서 많은 환자를 치료해 온 인지행동치료의 전문가로서, 건강 불안을 겪

는 독자들의 불안한 생각과 감정을 다루는 방법을 효과적으로 안내하고 있습니다.

1장 '건강 불안 이해하기'에서는 건강 불안이 무엇이고 이것이 건강염려증과 어떻게 다른지를 알려 주면서 독자가 어떤 상태에 해당하는지 살펴보게끔 안내합니다. 그리고 독자가 경험하는 신체증상, 건강 불안을 일으키는 생각, 불안할 때 하는 행동들을 스스로 기록지에 적어 보면서 불안의 신체적·정신적·행동적 요소들에 대해 배울 수 있습니다. 또한 이런 건강 불안을 야기하는 유전적·사회적·문화적 요인, 개인적 경험과 학습 등의 역할에 대해 논의합니다.

2장 '변화하기 위한 투자'에서는 건강 불안의 문제점과 건강 불안이 나아졌을 경우의 기대에 대해 기록지를 작성해 봄으로써 현재 변화하기 위한 동기가 얼마나 있는지, 변화에 어떤 장애물이 있는지를 찾아봅니다. 또한 변하고 싶은 목표를 구체적으로 그려 봅니다.

3장 '불안한 생각을 찾아내고 변화시키기'는 이 책의 가장 중요한 길목에 들어서는 장으로, 불안한 생각을 발견하고 변화시키기를 다룹니다. 건강 불안의 악순환 고리를 통해서 생각이 건강 불안을 어떻게 더 심하게 만드는지를 알아보고, 증상에 대해 자동적으로 떠오르는 자신의 생각을 들여다보며 생각과 실제 상황을 구분하는 연습을 합니다. 그러면서 생각이 어떻게 실제 상황을 잘못 해석하는지, 어떤 편향된 생각이 있는지 그 유형을 같이 찾아봅니다. 그리고 '불안한 생각 기록지'를 통해 건강과 관련하여 떠오르는 불안한 생각을 기록하고, 이에 이의를 제기하며, 같은 상황을 불안감 없이 또는 다른 그럴듯한 방식으로 설명할 수 있는 대안적 생각으로 바꾸는 연습을 해 봅니다. 불안한 생각 기록지를 일상생활에서 잘 작성해 보는 연습은 건강 불안을 줄이기 위한 초기 연습에서 가장 중요하며, 이 연습만 잘해도 건강 불안이 상당히 호전되는 경험을 할 것입니다.

4장 '불안한 행동을 확인하고 변화시키기'에서는 불안한 행동을 발견하고 변화시키는 전략들을 다룹니다. 건강 불안을 줄이려고 하면서 나타나는 안전행동 및 회피행동을 확인하고 안전행동을 멈추기 위한 전략을 설명합니다. 노출은 불안을 줄이는 데 가장 중요한 치료전략 중 하나인데, 이 장에서는 효과적인 노출에 대한 지침을 제시하고 두려운 상황에 대한 노출 단계 목록표를 작성해 봅니다. 그리고 증상과 이미지에 대한 두려운 상황 노출 연습을 하면서 기록지를 작성합니다. 아마 독자들에게는 이 부분이 가장 어렵고 도전적일 수 있는데, 내용을 잘 읽으면서 변화해야겠다는 마음을 다시 한번 다지며 연습한다면 4장이 채 끝나기도 전에 호전된 상태를 경험할 것입니다. 실제로 제 외래를 찾으신 환자분 중에는 3장까지만 진행해도 상당히 호전되어 4장까지 가지 않아도 되는 분들이 있었고, 심한 증상을 보였어도 4장을 마칠 즈음에는 병원에 더 이상 오지 않아도 될 정도로 호전된 분들도 많았습니다.

5장 '건강 불안이 인간관계에 미치는 영향'에서는 건강 불안으로 인하여 가족이나 친구, 심지어 의사와의 관계에서 생기는 문제와 이를 어떻게 다루어야 하는지를 안내하고 있습니다. 또한 가족들이 건강 불안을 겪고 있는 사람을 어떻게 대해야 하는지를 안내합니다.

6장 '스트레스를 다스리는 전략'에서는 스트레스를 다루는 일반적인 전략에 대해 알려 줍니다. 가장 먼저 마음챙김 전략이 나오는데, 마음챙김은 현재 심리치료 분야에서 가장 많이 추천되는 스트레스 관리 전략일 것입니다. 이 책을 읽는 초기에 매일 마음챙김 연습을 하면서 기록지를 채우는 것을 추천해 드립니다. 마음챙김은 아무리 많이 해도 부작용이 없는 것으로 알려져 있습니다. 특히 신체감각에 집중하는 마음챙김을 자주 하기를 적극 추천합니다. 좀 더 불안이 가라앉은 독자들은 호흡연습을 추가해도 좋지만, 불안이 많은 경우에는 자신의 감각에 집중하는 걷기, 발바닥 마음챙김 연습을 하는 것이 좋습니다. 또한 불안이 많을 경우 수시로 점진적 근육이완을 하는 것도 도움이 되는데, 유튜브에 검색하여 긴장될 때마다 따라 하는 것도 좋은 방법입니다.

먼저, 6장의 스트레스 관리 전략을 읽은 후 이것을 매일 연습하면서 1장부터 5장까지 진행하기를 추천합니다. 이를 통해 일상생활에서 매일 불안과 긴장을 낮추는 동시에 건강 불안과 관련된 생각과 행동을 훨씬 효율적으로 다룰 수 있을 것입니다.

친절하게도 저자들은 각 장의 말미에 '문제 해결'을 추가해 두었습니다. 책을 읽으면서 연습문항을 채워 나가다가 막히는 부분이 있을 때 이를 참고하면 좋을 것입니다. 앞서 예로 든 심한 건강염려증 증상을 보였던 환자분은 여러 가지 기록지를 채우면서 건강염려증에 대해 이해하고 스스로 어떻게 대응해야 하는지를 배웠고, 약 한 달간의 치료 후 상태가 매우 좋아져 자신은 더 이상 치료할 필요가 없을 정도라고 말했습니다. 특히 자신의 불안한 생각을 들여다보고, 이러한 생각을 바꾸기만 했는데도 호전되었다고 만족감을 표현하였으며, 환자의 부인도 남편이 좋아지니 자신도 너무 편해져 좋다고 하였습니다.

2019년부터 전 세계를 휩쓸고 있는 COVID-19와 같은 전염성 질환은 그 어느 때보다 우리 사회에서 건강에 대한 불안과 관심을 크게 불러일으키고 있습니다. 외래 진료를 보면서 건강에 대한 불안이 예전보다 증가했다는 사실을 체감하였고, 건강 불안을 스스로 극복할 수 있는 좋은 지침서가 있으면 좋겠다는 생각을 하여 이 책을 번역하게 되었습니다.

생각은 감정에 영향을 주고 감정은 생각에 영향을 줍니다. 이 책은 생각을 돌아봄으로써 불안한 감정을 어떻게 다스릴 수 있는지에 대한 방법을 제시하고 있습니다. 책의 내용대로 하나하나 따라가다 보면 어느새 건강 불안으로부터 벗어나 편안해진 자신을 발견할 수 있게 될 것입니다. 하지만 어떤 경우에는 책의 내용이 쉽지 않게 느껴지고 매일 실천하기가 어려울 수도 있습니다. 그렇다면 이 책의 내용에 대해 자신의 주치의에게 물어보면서 함께 길을 찾아갈 수도 있을 것입니다.

책의 내용 중 오류가 있거나 표현이 적절하지 않은 것은 역자의 미진함 때문임을 밝힙니다.

이 책을 통해 많은 분께서 마음의 안식을 얻기를 빕니다.

2022년 3월

이경욱

저자 서문

지금 자신의 건강상태에 대해 걱정하고 있다면, 이 책은 바로 그런 당신을 위한 것입니다. 아마도 당신은 어떤 병에 걸린 것이 아닌지 또는 이러다 죽는 것은 아닌지 많은 걱정을 하고 있을 것입니다. 몸의 이상 증세로 겁을 먹고 있을 수도 있고 의사나 가족, 친구들로부터 안심이 되는 말을 듣고 싶을 수도 있습니다. 어지럽거나, 머리가 아프거나, 소화불량이거나 배가 아프거나, 기침을 계속하거나, 숨이 차거나 심장이 뻐근한 것 같은 불편한 증상의 원인을 찾기 위해 여러 병원을 다니며 다양한 검사를 하면서 많은 시간을 썼지만, 이전보다 더 혼란스럽기만 할 것입니다. 심지어 무슨 심각한 병이 발견될까 두려워 의사를 찾아가는 것조차 피하고 있을 수도 있습니다.

의사는 당신이 지금 느끼고 있는 증상에 대한 검사결과에 아무런 이상도 없다고 말하면서, 그렇기 때문에 특별한 진단을 내릴 수 없으며, 오히려 당신에게 건강에 대해 지나친 걱정을 하고 있다며 건강염려증인 것 같으니 정신건강의학과로 가 보라고 말했을 수도 있습니다. 아니면 "걱정하지 마세요." "다 괜찮을 겁니다." "검사에 아무런 이상 소견을 발견할 수 없었어요." "긍정적으로 생각해 보세요."라든가, "왜 그런 걸 걱정하세요?"와 같은 상투적인 말이나 안심시켜 주려는 호의적인 말을 했을 수도 있습니다. 당신은 진단하기 어려운 병을 앓고 있을 수도 있고, 병이 없는데도 건강에 대한 염려를 하고 있을 수도 있고, 아니면 둘 다일 수도 있습니다. 건강에 대한 염려는 우리를 긴장하게 만들고, 속상하게 하고, 상황을 오해하게 만듭니다. 만약 이런 것 중 어느 하나라도 당신에게 익숙하다면, 이 책은 그러한 당신을 위해 쓰인 것입니다.

건강 불안은 당신에게 정서적 고통, 대인관계의 문제, 업무 차질 그리고 잦은 병원 예약과 각종 검사 그리고 약값 지출로 인한 경제적 부담 등을 포함하는 여러 가지 손해를 끼칠 수 있습니다. 건강과 행복은 우리가 가장 소중하게 여기는 자산입니다. 건강하지 않다면(아니면 적어도 당신이 대체로 건강하다는 믿음이 없다면), 세상 그 어떤 것도 우리에게 중요하지 않을 것입니다. 그렇기에 확진되지 않은 병들과 건강 불안이 우리를 망가뜨릴 수 있다는 것은 불 보듯 뻔한 일입니다. 당신이 견뎌야 하는 고통뿐만 아니라, 사회 전체가 부담해야 하는 비용 또한 아무리 과장해도 지나치지 않을 것입니다. 미국에서 연간 사용되는 의료비 예산의 10~20%가 심각한 수준의 건강 불안 환자에게 쓰이는 것으로 추정되는데, 이것은 미국의 건강보험 시스템에서 연간 2,500억 불 이상의 비용이 사용되는 것입니다(Barsky, Orav, & Bates, 2005).

1990년대 초·중반까지만 해도 건강 불안은 치료하기 매우 어려운 것으로 여겨졌습니다. 그 당시에 연구자와 치료자들은 인지행동치료를 건강 불안에 대한 치료방법으로 연구하기 시작했습니다. 인지행동치료는 공황장애, 사회불안, 공포증과 같이 불안 때문에 생기는 문제들을 치료하는 데 있어서 매우 성공적이라고 밝혀진 정신치료의 한 형태로서, 불안증을 완화하는 데 매우 유용하여 우선적으로 사용되는 치료법으로 전문가들 사이에서 널리 인식되어 있습니다(Sturmey & Hersen in press; Swinson et al., 2006).

인지행동치료는 불안감과 같은 부정적인 감정을 불러일으키는 생각과 행동을 어떻게 변화시키는지에 대한 방법을 배우는 것입니다. 당신의 건강 불안은 확진되지 않은 병이나 어떤 심각한 건강상태 또는 치료하기 힘든 질병에서 기인할 수도 있습니다. 건강 불안은 실제로 몸에 병이 있을 때에 나타날 수 있고 병이 없을 때도 나타날 수 있습니다. 어떤 상황이 되었든 간에, 인지행동치료는 당신의 삶의 질을 향상시키는 강력한 도구가 될 수 있습니다. 다른 여러 불안으로 인해 야기되는 문제점들을 다룰 때와 마찬가지로, 연구자들은 인지행동치료가 건강 불안을 경험하고 있는 사람들을 돕는 데 있어서 매우 효과적이라는 사실을 빠르게 알아냈습니다(Barsky & Ahern, 2004). 그렇기에 이 책의 대부분은 인지적이고 행동적인 전략에 초점을 맞추고 있고, 건강에 대한 과도하고 지나친 수준의 불안을 극복하는 것을 강조하고 있습니다.

건강 불안의 자가치료에 대한 연구는 거의 없는 편이지만, 인지행동치료에 기반한 자가치료가 불안에 관련된 다양한 문제를 다루는 데 있어서 효과적이라는 증거는 존재합니다(Walker Vincent, & Furer, 2009). 이 책에서 다루는 전략들은 주로 전문가와의 치료상황에서 사용된 것에 초점이 맞춰져 있지만, 건강 불안의 치료에 대한 연구에서 유용하다고 인정받은 방법들과도 유사합니다. 이러한 전략들을 혼자서 연습해 보거나 아니면 치료자와 함께 시도해 보거나 어느 쪽을 결정하든 간에, 치료에 노력을 더 많이 기울일수록 더 많은 것을 얻을 수 있을 것입니다. 의심할 나위 없이 이제부터 두세 달에 걸쳐 당신이 쏟을 시간과 노력이 마지막에 어떻게 느낄지를 결정하게 될 것입니다.

이 책을 읽는 독자들에게 처음에는 전체 내용을 그저 훑어보면서 각각의 주제가 무엇을 다루고 있는지를 대강 짐작해 보기를 권합니다. 그러고 나서 다시 앞부분으로 돌아가 각 장을 순차적으로 좀 더 자세히 읽어 보기 바랍니다. 예를 들어, 목표 설정에 대한 자료는 이 책의 초반부에 등장합니다(당신이 어떤 변화를 바라는지 알지 못한다면 진정으로 변화를 만들어 나갈 수 없습니다). 마찬가지로 불안과 관련된 행동들을 어떻게 변화시키는지에 대한 내용은 그러한 변화가 왜 중요한지를 배운 후에 나옵니다.

각 장을 읽어 가면서 끝마쳐야 할 여러 가지 연습문항이 있을 것입니다. 어떤 것들은 짧지만 여러 주에 걸쳐 연습해 봐야 할 것들도 있습니다. 건강 불안을 극복하기 위해 내디뎌야 할 첫 번째 발걸음은 그러한 연습을 열심히 해 보는 것입니다. 주어진 자료를 읽고 이해하는 것이 가장 핵심이지만, 당신의 적극적인 참여가 없다면 어떤 변화도 일어나지 않을 것입니다. 이 프로그램의 과제물이 얼마나 중요한지를 강조하지 않아 당신이 더 나은 미래를 놓치게 되는 것은 원하지 않습니다. 이 책의 연습활동지에 직접 적거나 함께 사용할 만한 노트나 일기장을 준비하여 당신에게 중요한 점이나 관찰한 것, 유용한 정보를 기록하고 있는 연습문항을 적는 데 사용할 수도 있습니다. 또한 스마트폰 메모 앱에 기록해도 좋습니다.

일반적으로 각 장당 1~2주 정도를 할당하는 것이 좋습니다. 그래야만 자료를 읽으면서 연습문항을 소화해 나갈 시간을 확보할 수 있을 것입니다. 어떤 장들은 연습문항을 충분히 훈련하는 데 그다지 시간이 많이 걸리지 않을 수도 있고, 다른 장들은 계속해서 연습해야 하기 때문에 1~2주보다 더 많은 시간이 필요할 수도 있습니다. 이 책의 진도를 계속해 나갈수록 당신은 시간을 더 많이 투자하게 될 것입니다. 각각의 절은 이전 절의 토대에 더해질 것이고, 당신이 이미 익힌 연습문항들에 새로운 연습들이 더해질 것입니다. 매일 약 한 시간 정도 쓸 수 있도록 계획을 세워 보세요. 한 시간이 긴 것처럼 들릴 수도 있지만, 건강 불안은 이미 당신의 시간을 상당히 빼앗아 가고 있으므로 결코 긴 시간이 아닙니다. 실제로 병에 걸렸든 아니든 간에 불안감이 더해지면, 불안한 생각과 초조한 행동으로 시간을 소모하고 부적응이 야기되며 이러한 증상이 되풀이되는 비생산적인 상황을 만들게 될 가능성이 높습니다.

연습을 중단하자고 자기 자신에게 말하는 날을 맞이할 수도 있습니다. "그것 좀 빼먹는다고 누가 알겠어?"라든가 "한 시간도 투자하지 않을 거면 차라리 그만두는 게 낫지." 또는 "며칠 혹은 몇 주를 빼먹는다면 모두 다 소용없는 일이 되고 말아."라는 식의 극단적인 흑백논리로 생각할 수도 있습니다. 건강 불안을 다루는 것이 단기적으로는 불안감을 증가시킬 수도 있습니다. 힘들고 오히려 불안을 유발할 수도 있는 뭔가를 계획하느라 곤란에 처한 사람이 당신 혼자만은 아닐 것입니다. 진행하는 중에 불안이 더 생기거나 과제를 계속하기 어렵다면, 2장을 읽고 당신의 건강염려증을 지금 다루는 것이 왜 중요한지 되새겨 보세요. 친구나 가족에게 지원을 요청하는 것도 도움이 될 수 있습니다.

그렇다면 이런 모든 수고에 대한 보상은 대체 무엇일까요? 훌륭한 질문이지만 그에 대한 대답은 당신만이 할 수 있습니다. 건강에 대한 염려가 지금까지 해 오던 방식대로 당신의 시간과 에너지를(육체적으로나 정신적으로 모두) 더 이상 허비하게 놔두지 않는다면 당신은 무엇을 하겠습니까?

차례
CONTENTS ────────────────────────

02

변화하기 위한 투자 | 55

03

불안한 생각을 찾아내고 변화시키기 | 83

04

불안한 행동을 확인하고 변화시키기 | 117

06

스트레스를 다스리는 전략 | 181

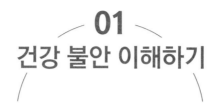

01
건강 불안 이해하기

만약 당신에게 건강 불안이 있다면, 당신은 자신의 건강에 대해 걱정하고, 당신을 겁먹게 만드는 몸의 이상 증상에 집착하며, 걱정하고 있는 건강문제와 관련해서 몸에 나타나는 신호나 증상을 반복적으로 확인하고, 죽음이나 죽는다는 것에 불안해하면서 집착하거나, 가족이나 친구들 또는 의사들로부터 계속해서 안심이 되는 말을 듣기 위해 노력할 것입니다. 그렇지만 건강에 대한 불안은 사람에 따라 각기 다른 의미를 가집니다. 사실상, 이 책을 읽는 모든 독자는 자신만의 방식으로 건강 불안을 이해하고 경험할 것입니다. 이 장에서 당신은 건강 불안의 증상과 원인 그리고 치료법에 대해 배울 것입니다.

건강 불안이란 무엇일까요

사람들은 때때로 자신의 건강에 대한 사소한 의심이나 걱정으로 인해 신경이 곤두서기도 합니다. 쉽게 사그라지지 않는 기침이 심각한 것은 아닌지, 옆자리에서 재채기하는 동료가 전염성 질환에 걸린 것은 아닐지 한 번쯤은 걱정해 본 적이 있을 것입니다. 사람들은 개인병원이나 종합병원에 갔을 때, 병균이 묻어 있을지도 모르는 물건을 만지기를 꺼리고 '만일을 대비해서' 손을 더 열심히 씻을 수도 있습니다. 대부분의 사람은 몸에 나타나는 증상이 왜 그런지 알아보려고 간혹 인터넷 검색을 해 본 적이 있을 것입니다.

몸이나 마음의 건강에 대해 약간의 불안감을 갖는 것은 오히려 긍정적인 역할을 할 수 있습니다. 그런 불안감이 없다면, 당신은 건강검진을 하러 가지도 않을 것이며 충치 치료도 하지 않을 것이고 휴가도 가지 않고 식이 조절도 하지 않을 것이기 때문입니다. 모든 건강 불안이 비현실적이거나 과장된 것은 아닙니다. 발목을 접질렀다면 부러졌는지 엑스레이로 검사를 해 봐야 하고, 이가 아프고 얼굴이 부어올랐으면 치과의사에게 검진을 받아야 합니다. 예를 들어, 당신의 주치의는 매년 건강검진을 하는 것이 합당한 것이라고 분명히 말해 줄 것입니다. 반면, 과도한 건강 불안은 지속적이고 비현실적이며 부적응적인 걱정들과 그것들에 동반하는 모든 문제와 함께할 수 있습니다. 이 책에서 우리는 주로 이러한 종류의 파괴적인 불안감에 초점을 맞출 것입니다. 보통 이상의 건강 불안을 가지고 있는 사람들은 다음 중 일부 또는 전부를 경험할 수 있습니다.

건강 불안이 높은 사람들이 경험하는 것

- 다양한 느낌과 감각(두통, 소화 불량, 가려움, 현기증 등)에 대해 순간적으로 떠올랐다 사라지는 걱정. 이러한 것들은 지금 당면해 있고 가장 중요해 보이는 것에 따라 매일매일 달라질 수 있습니다.
- 몇 가지 특정한 느낌과 감각에 대한 심각하고 지속적인 괴로움(예: 당신의 아버지가 당신의 나이 즈음에 심각한 심근 경색으로 고생했다면, 심장에 관련된 증상들이 걱정을 야기하는 유일한 원인이 될 것입니다)
- 특정한 질병(암이나 에이즈 또는 다발성 경화증과 같은)에 걸릴 가능성에 대한

극심한 걱정. 이러한 염려는 당신이 검사를 받아 봤거나 의사로부터 안심하라는 말을 들은 이후에도 지속되거나 조금씩 되살아날 수 있습니다.

• 심각한 병에 걸릴 수 있다는 불안으로 인해 질병이나 병균에 노출될 수도 있는 상황이나 공공장소에 대한 공포(예: 사람이 가득한 비행기 안이나 병원 또는 장례식장)

• 불안감이 때때로 너무나 극심해서 당신이 논리적으로 생각하기에는 말이 안 되는 방식으로 행동하기 시작할 수도 있습니다. 질병에 대한 정보를 주는 TV 프로그램을 시청하기 꺼린다거나 부고를 읽기 피하는 것이 이러한 행동들의 예에 해당합니다. 부고를 읽는다고 해서 병에 걸리지는 않겠지만, 다른 면에서 보면 불안이나 불편한 마음을 야기할 수 있다는 것이 분명해 보입니다.

📝 연습: 건강 불안과 관련된 경험 찾아보기

건강 불안이 당신에게 어떤 영향을 미치고 있는지 생각해 보세요. 당신이 경험하고 있는 다양한 신체증상과 그로 인한 괴로움, 신체증상에 대한 부정적인 생각과 걱정, 이와 관련된 행동들이 있다면 기록해 보세요. 앞에 제시된 '건강 불안이 높은 사람들이 경험하는 것'의 내용 중에서 당신에게 해당되는 게 있다면 다음의 줄칸 또는 따로 준비한 노트나 일기장에 기록해 보세요.

1. _____

2. _____

3. _____

4. _____

5. _____

6. _____

7. _____

8. _____

9. _____

10. _____

당신은 건강염려증 환자인가요[1]

건강 불안에 대한 논의를 할 때, 의사들과 연구자들은 종종 건강염려증을 언급하기도 합니다(건강염려증 환자란 건강염려증을 앓고 있는 사람을 말합니다). 건강염려증과 건강 불안이 서로 관련되어 있긴 하지만, 그 둘은 엄연히 다른 것입니다. 건강 불안은 질병에 걸렸거나 걸릴지 모른다는 생각에 대한 집착과 그로 인해 생기는 두려움을 지칭하는 훨씬 더 광범위한 개념이며, 우울증, 공황장애, 범불안장애, 강박장애, 만성 질환이나 만성 통증 그리고 다른 여러 질환에서 하나의 증상으로 나타날 수 있습니다.

하나의 증상으로서의 건강 불안이 아니라 그 정도가 심하고 지속되는 경우, 최신 미국정신의학회 진단기준에 따르면 이것을 질병불안장애(건강불안장애)와 신체증상장애로 구분합니다(정신질환의 진단 및 통계 편람 제5판, 2013). 질병불안장

---

1   최신 『정신질환의 진단 및 통계편람 제5판』에 근거하여 역자가 내용을 추가·수정하였음.

애(건강불안장애)는 신체증상장애의 가벼운 형태라고 볼 수 있는데, 신체증상이 없거나 있더라도 몇 개만 있고, 병에 걸리는 것에 대한 불안이 주된 증상인 경우를 말합니다. 신체증상장애는 이전에 우리가 흔히 건강염려증이라고 말하던 정신장애의 최신 질환명이라고 보면 되는데, 신체증상을 잘못 해석해서 심각한 병에 걸렸거나 걸릴 거라는 심한 두려움에 사로잡힌 경우를 말합니다. 즉, 가벼운 건강 불안 증상만 있을 수도 있고, 건강불안장애로 발전할 수도 있고, 심한 경우 신체증상장애(건강염려증)를 동반할 수도 있습니다.

질병불안장애(건강불안장애)에 대한 진단은 다음의 특징을 보입니다.

- 심각한 질병에 걸렸거나 걸릴지 모른다는 생각에 몰두합니다.
- 걱정하고 있는 신체증상이 나타나지 않거나, 있어도 아주 경미한 정도만 있습니다.
- 건강에 대한 불안이 높고, 건강 상태에 따라 쉽게 불안해집니다.
- 건강상태를 확인하는 등 과도한 건강 관련 행동을 하거나, 병원 예약을 취소하는 등 부적응적인 회피행동을 보입니다.
- 건강 불안에 관련한 문제들이 적어도 6개월 동안 지속되어야 합니다.

신체증상장애는 하나 이상의 만성 신체증상과 함께 이러한 증상과 관련된 심각하고 과도한 수준의 고통, 걱정 및 일상적인 기능의 장애가 동반되는 특성이 있습니다.

- 괴롭거나 일상생활에 지장을 초래하는 하나 이상의 신체증상이 있습니다.
- 자신의 증상이 얼마나 심각한지 끊임없이 생각합니다.
- 자신의 건강이나 증상에 대해 계속해서 지나치게 불안해합니다.
- 증상이나 건강을 걱정하느라 과도한 시간과 에너지를 소모합니다.

- 적어도 6개월 이상 증상이 지속됩니다.

몇 가지 정신 질환은 의도적으로 신체적 또는 심리적 증상을 만들기도 합니다. 이러한 행동이 유발되는 이유에는 관심과 보살핌을 받으려 하거나, 책임을 피하려 하거나, 보험료 지급이나 장애 보조금 같은 보상을 받으려 하기 때문일 수 있습니다. 여기서 이것을 언급하는 이유는 사람들이 건강염려증에 대해 종종 잘못 인식하고 있기 때문입니다. 건강염려증은 고의로 만들어진 증상을 다루지 않으며, 건강염려증을 갖고 있는 사람들은 꾀병을 부리지도 않습니다. 그렇다기보다는, 그러한 증상들이 실제로 경험되지만 증상들을 어떤 심각한 질병의 신호로 잘못 해석하는 것입니다.

몇몇의 질환명, 특히 어떤 정신질환명들은 매우 가치판단적일 수 있습니다. '건강염려증(hypochondriasis)'과 '건강염려증환자(hypochondriac)'라는 용어가 바로 이런 경우에 해당됩니다. 시간이 지날수록 이러한 용어들이 속어적으로 사용되면서 점점 더 부정적으로 변하고 정확하지 않은 용도로 쓰이게 되었습니다. 실제로 누군가를 건강염려증환자라고 부르는 것은 그 사람이 꾀병을 부리고 있는 것이라는 뉘앙스를 줄 수도 있고 왠지 그 사람이 나약하게 보이기도 합니다. 어떤 이는 그 사람의 고통이 그 정도로 심한 것은 아니라고 생각할 수 있으며, 두려움을 이겨내려고 더욱 노력하거나 무시함으로써 간단히 극복될 수 있다고 생각할 수도 있습니다. 이러한 생각들은 정확하지도 않고 타당하지도 않습니다.

불안을 이해하기

인간이면 누구나 불안을 경험합니다. 그것이 당신의 건강에 대한 우려이든,

월요일에 있을 중요한 미팅에 대한 걱정이든, 아니면 20여 분 후 사돈이 도착하기 전에 집을 정리해야 하는 문제이든 우리는 놀라우리만치 똑같이 불안을 경험합니다. 건강 불안에 대해 잘 살펴보기 위해서는 먼저 불안에 대한 일반적인 이해가 필요할 것입니다.

불안의 구성 요소

불안(건강이나 대중 앞에서 연설하기 또는 당신의 은퇴자금에 대한)을 포함한 어떤 감정이든지 다음과 같은 세 개의 관련 요소로 나누어 볼 수 있습니다. 바로 신체감각, 생각 그리고 행동입니다(Beck & Emery, 1985).

● 신체감각

우리 모두는 불안이 동반된 신체감각을 경험해 본 적이 있습니다. 만약 당신이 면접이나 중요한 소식을 기다리며 앉아 있었던 적이 있다면, 그때 느꼈던 기분을 기억할 것입니다. 심장이 두근거리고 손엔 땀이 차며, 입이 마르고, 몸이 둔해지거나 떨리고 다리가 후들거리는 것을 경험해 본 적이 있을 것입니다. 아마도 당신은 메스껍고 시야가 흐려지거나, 숨쉬기가 곤란하고 정신이 혼란스러웠을 것입니다. 그런 후에는 두통이 일고 피곤함이 몰려오는 것도 느껴 보았을 것입니다.

불안감에 동반되는 이러한 감각들은 우리가 공포나 분노를 경험할 때도 나타나는데, 즉 우리 몸에서 아드레날린이 생성될 때나 우리가 매우 흥분되어 있을 때 이러한 감각이 나타납니다. 예를 들어, 당신이 가지고 있는 복권의 번호가 당첨 복권의 숫자와 맞아떨어질 때 당신의 몸이 어떻게 느낄지를 상상해 보십시오. 우리는 자극제를 섭취함으로써 이러한 생리학적 반응을 쉽게 만들어 낼 수도 있습니다. 커피를 과하게 마셨을 때가 이러한 경우에 해당됩니다. 때론 이러한 신체감각들이 어떤 명백한 이유 없이 나타나기도 합니다. 그런데 당신의 뇌는 이러한 신체감각이 인지되면 그것에 이름을 붙이는 습성이 있습니다. 당신의 뇌가 어떤 이름을 붙이느냐에 따라 상황은 크게 달라집니다. 예를 들어, 당신이 방금 복권에 당첨되었다면 뇌는 그 순간 몸에서 일어나는 신체감각에 "환상적이야!"라는 이름을 부여할 것입니다. 만약 당신이 공포영화를 보고 있다면 "무시무시해!"가 좀 더 어울리는 표현일 것입니다. 비록 다른 정서적 상태로 인해 어떤 신체증상들이 나타난 것이라 하더라도, 자신의 건강에 대해 불안감을 경험하고 있는 사람들은 이런 신체증상을 겁낼 수 있습니다.

불안은 실제로 당신의 증상을 악화시킬 수 있습니다. 당신이 건강 문제에 대해 불안감을 느끼고 있는데 무언가 정말로 잘못되어 있고 당신의 주치의가 그것을 너무 늦기 전에 발견하지 못할 것이라는 생각이 든다고 상상해 보세요. 그러한 생각은 누구에게나 걱정을 자아내게 할 수 있습니다. 당신이 그런 걱정을 더 많이 하기 시작할수록 더 많은 불안한 감각을 경험하기 시작합니다. 아마도 당신의 심장은 두근거리고 머리가 지끈거리며 속도 뒤집힐 것입니다. 그런 다음엔 −바로 이 지점이 과도한 건강 불안을 가지고 있는 사람들이 그렇지 않은 사람들과 구별되는 지점인데− 당신의 마음은 그러한 감각 자체를 위협적인 것으로 잘못 인식해 버리는 것입니다. '뭔가 잘못됐어!'라는 생각이 들겠지만, 사실 이러한 감각들은 단순히 몸에서 나는 소리일 뿐 배고픔이나 가려움 또는 근육 결림 그 이상의 어떤 위험한 것도 아닐 수 있습니다. 자신의 건강에 대해 걱정하는 경향이 있는 사람에게는 지끈거리는 두통이 두려운 상상과 걱정을 불러올 수도 있습니다. 사람에 따라 다양하게 나타날 수 있지만, 대체로 암이나 뇌동맥류 또는 뇌수막염과 같은 질환에 걸렸다는 생각이 떠오를 수 있습니다. 의미 없던 이러한 감각들이 갑자기 과도한 관심의 중심에 서게 되고 우리가 그것에 집착하면 할수록 그러한 느낌들은 더 강렬해지고 더 자주 불쑥불쑥 나타나게 됩니다.

📝 연습: 신체감각 체크하기

다음은 대부분의 사람이 가끔 경험하게 되는 신체감각의 목록입니다. 이러한 감각 중 다수는 불안할 때 생기며 건강을 염려하는 사람들에게 불안을 유발합니다. 목록에 있는 각각의 감각에 대해 당신이 그러한 감각을 정기적으로 경험했는지(어떤 이유에서든)에 대한 여부를 체크하고, 당신이 느낀 그러한 감각이 얼마나 염려스럽거나 두려운지도 표시해 보세요. 당신의 평가에 다음의 척도를 이용하세요.

0=어떤 불안이나 공포감도 없다.
1=가벼운 불안 또는 공포감이 있다.
2=보통의 불안 또는 공포감이 있다.
3=심각한 불안 또는 공포감이 있다.
4=매우 심각한 수준의 불안 또는 공포감이 있다.

감각	정기적으로 경험한다면 체크(∨)하세요.	그 감각을 경험할 때의 불안의 정도를 0~4로 표시하세요.
밝은 불빛이나 시끄러운 소리에 신경이 쓰임		
눈이 흐릿하거나 가렵고 눈물이 자주 흐름		
숨이 차거나 숨쉬기가 곤란함		
소름, 여드름, 피지, 검정 피지, 내성모발		
식욕의 변화		
성욕의 변화		
체중의 변화		
가슴통증 또는 뻐근함		

오한		
숨 막힘 또는 질식할 것 같은 느낌		
혼동		
변비, 복부팽만감 또는 더부룩함		
기침		
이인증(자신의 몸과 분리되는 느낌)		
비현실감(주위의 것들이 낯설고 비현실직으로 보이는 것)		
숨 고르기 어려움		
삼키기 어려움		
현기증		
구강건조증		
피로 또는 탈진		
열기 또는 한기		
두통		
속 쓰림		
열감		
얼굴이 달아오르거나 화끈거림 또는 홍조		
과호흡 (숨을 너무 빨리 쉬거나 너무 깊이 쉼)		
불면증		
가렵거나 따끔거리는 피부		
관절 압통 또는 통증		
목구멍의 '이물감'		
피부를 문지르거나 만졌을 때 안에 덩어리가 느껴짐		
근육통 또는 근육경련		
근육경직		
근육, 힘줄 또는 뼈가 '삐걱거리거나' '탁탁 소리가 남'		
근력 약화		
코막힘 또는 '콧물'		

메스꺼움이나 구토		
악몽		
기억력이 안 좋아짐		
심장이 두근거리거나 뜀, 심계항진		
정신없이 생각들이 돌아감		
발진		
핏발 선 눈		
귀 울림 또는 청력의 문제		
배의 꼬르륵 소리		
목이 따끔거림		
벌벌 떨리거나 후들거림		
피부가 빨개짐		
민감성 피부		
발한		
따끔거림, 무감각, '저리는 느낌'		
집중장애		
씰룩거림이나 틱장애		
배탈, 위경련 또는 설사		
기타:		
기타:		
기타:		

건강 불안이 있는 사람들은 특정한 감각에 집중합니다. 이러한 감각들은 불안의 증상으로 나타날 수도 있는데, 즉 불안이 신체증상으로 표현되는 것입니다. 빠른 심장박동이나 목 막힘 또는 시야가 흐려지는 것이 그 예가 될 수 있으며, 소화장애가 생기거나 건망증을 경험한다든지 딱딱한 덩어리나 돌기 같은 것을 발견하거나 호흡에 변화가 생기는 것과 같은 흔히 볼 수 있는 감각일 수도 있습니다. 가려움, 통증, 갑작스런 동통이나 피로 등과 같이 우리에게 해를 끼치지 않고 나타났다가 사라지는 수백 가지의 감각을 우리는 매일 경험하게 됩니다. 이러한 감각들은 인간이라는 조건하에서 매우 흔합니다. 이러한 생리적 반응들은 일반적으로 해가 되지 않는 것들이고, 한 시간 전에 마신 차에 든 카페인, 정상적인 신체적 과정 또는 잠 못 드는 밤과 같은 전혀 해가 없는 요인에 의해 나타나기도 합니다. 우리는 또한 걱정(그것이 건강에 대한 것이든지 돌잔치 계획에 대한 것이든지)이 불안감을 불러일으킨다는 것도 알고 있습니다. 사실상, 단순히 몸의 감각에 주의를 기울이는 것만으로도 그 감각이 더 강하게 느껴질 수도 있습니다. 건강 불안을 가지고 있는 사람은 보통 이러한 감각들에—보통의 것이나 불안과 관련된 것 둘 다—의미를 부여하고 위험한 것으로 분류합니다(Taylor & Asmundson, 2004). 이러한 것을 귀인오류(misattribution)라고 부릅니다. 감각에 대한 믿음과 감각에 주의를 기울이는 것이 불안에 기여하는 방식에 대해 잠시 후 살펴볼 것입니다.

이 책에서 우리가 이러한 감각들을 사라지게 하거나 줄이거나 또는 바꾸려고 노력하지 않는다는 것을 당신이 알게 되면 놀랄지도 모르겠습니다. 바로 그렇습니다. 이러한 감각들 자체가 결코 해로운 것이 아님을 꼭 기억하십시오. 정말로 그것들은 정상적인 것입니다. 당신이 겪고 있는 그 고통은 바로 생각, 믿음, 행동, 감정(공포, 회피, 절망, 좌절, 슬픔) 때문에 생깁니다. 그렇기 때문에 우리는 당신이 그러한 감각들 자체가 아니라 그런 감각들에 대한 당신의 반응을 바꾸기 바라는 것이며, 이 책이 그렇게 할 수 있도록 도와줄 것입니다.

● 생각과 주의

우리의 생각은 건강 불안에 중요한 역할을 합니다. 과도한 불안감은 우리가 어떤 상황을 실제보다 더 위험한 것으로 해석(생각)할 때 생깁니다. 건강 불안을 야기할 수 있는 부정적인 생각의 예시는 다음과 같습니다.

- 피부가 욱신거리는 것은 내가 피부암에 걸렸다는 사실을 의미한다.
- 두통은 뇌종양의 신호이다.
- 수전증이 있다는 것은 내가 파킨슨병에 걸렸다는 뜻이다.
- 심장이 두근거리는 것은 심근 경색이 있다는 것이다.
- 딸아이가 울고 있으면 심각한 병이 있다는 의미이다.

이 장에서는 생각의 역할에 대해 너무 깊이 다루지는 않을 것입니다. 어떻게 생각이 건강 불안에 기여하는지와 불안을 야기하는 생각들을 인식하고 기록하며, 그러한 생각을 변화시키는 데 도움을 줄 수 있도록 고안된 연습은 3장에서 좀 더 종합적으로 논의할 것입니다.

📝 연습: 건강 불안을 일으키는 생각

당신을 겁먹게 만드는 감각이나 몸의 느낌을 인지했을 때 머릿속에 떠오르는 불안을 유발하는 생각, 믿음, 해석 그리고 예측 몇 가지를 다음의 줄칸이나 따로 준비한 일기장에 적어 보세요.

_____

_____

_____

_____

_____

_____

_____

_____

_____

_____

_____

_____

_____

당신은 흔하지 않은 모델이라고 생각해서 구매를 했지만 나중에 살펴보니 같은 모델의 차가 도처에서, 예를 들어 텔레비전 쇼나 광고, 잡지나 주차장 그리고 도로에서 발견되는 경험을 해 본적이 있습니까(차를 소유하고 있지 않으면 '옷 한 벌'로 바꿔 볼 수 있습니다)? 당신이 생각하기에 독특하다고 느꼈던 아이템이 매우 흔한 것으로 밝혀진 것입니다. 그것을 이전에 알아차리지 못한 것에 대해 어떤 생각이 드나요? 일단 당신의 마음이 어떤 일이나 사물에 관심을 가지게 되면 그 전에는 알아차리지 못했던 것들을 의식하게 됩니다. 당신은 자신이 가지고 있는 차와 똑같은 모델(또는 똑같은 종류의 옷을)에 대해 관심을 가지기 시작했기 때문에 여기저기에서 그것들이 보이기 시작하는 것입니다.

📝 연습: 주의집중 실험

눈을 감고 당신의 발이 어떻게 느껴지는지 1분 동안 집중해 보세요.

자, 좋습니다. 무엇을 알아채셨나요? 당신의 마음이 발가락에 집중되어 있기 때문에 당신은 아마도 발가락이 바닥에 닿는 압력을 느낄 수 있었을 것이고, 신발이나 양말 안에서 무엇이 어떻게 느껴지는지 알 수 있었을 것이며, 또한 발가락들이 서로 어떻게 부딪히는지도 느낄 수 있을 것입니다. 당신이 발에서 느낀 그 모든 감각을 어떤 단어로 묘사할 수 있을까요? 발이 '찌부러져 있다' '잘 뻗어져 있다' '따뜻하다' '차갑다' '따끔거린다' '아프다' '가렵다'고 느껴지나요? 이 연습에서 배워야 할 가장 중요한 부분은 당신이 알아채든 아니든 간에 이러한 감각이 내내 그곳에 존재하고 있었다는 사실을 아는 것입니다. 나중에 당신의 주의가 다른 곳으로 옮겨간 후에도(아이의 숙제를 도와주는 것이든 뉴스를 시청하는 것이든), 이러한 감각들은 무수한 다른 감각과 함께 당신에게 인지되지 않은 채 계속 뇌에서 처리되고 있을 것입니다. 다만, 당신이 인식하지 않고 있을 뿐입니다.

앞서 논의한 것처럼 불안을 야기하는 생각, 믿음 그리고 예측들은 흔히 어떤 특정한 상황에서 우리가 불안을 경험할지 말지를 결정합니다. 생각과 마찬가지로 주의집중 또한 불안을 야기할 수 있습니다. 우리를 불안하게 만들었던 어떤 대상이나 상황 또는 경험에 더 집중할수록 불안은 더 지속됩니다. 옆에 있는 다른 사람이 하품하는 것을 알아채는 것이 하품을 하고 싶은 욕구를 야기할 수 있는 것처럼, 당신의 불안증상을 알아채는 것이 그러한 증상들이 실제로 일어나게 하는 데 영향을 줄 수 있습니다.

　2009년 초엽에 '신종 인플루엔자'라고도 알려진 H1N1 바이러스를 둘러싼 언론의 열광적인 관심이 있었습니다. 그 이전에는, 대장균, 리스테리아, 살모넬라, 웨스트 나일 바이러스, 사스, 조류 인플루엔자 그리고 광우병에 대한 언론 보도들이 있었습니다. 2019년 말부터 전 세계를 강타한 코로나19 감염증은 사람들의 생활환경에 엄청난 영향을 주었는데, 많은 사람이(특히 건강 불안을 가지고 있는 사람들은) 갑자기 자신들의 체온에 관심을 가지고 기침과 재채기를 알아채기 시작했습니다. 그들—당신이나 당신이 알고 있는 누군가—에게 있어서 질병이나 건강에 관련된 소재는 뉴스 기사, 웹 페이지, 이메일 광고 그리고 동료들과의 수다 중에 훨씬 더 두드러지게 됩니다. 이러한 종류의 신호들은 '내가 코로나19에 걸리면 어쩌지?' '병에 걸려 일할 수 없게 되면 어떻게 하지?' '내가 죽으면 어떻게 하지?' '아이들은 누가 돌봐 줄 수 있을까?' 등과 같은 생각과 함께 당신으로 하여금 미래에 대해 걱정하게 만듭니다. 이것이 건강 불안이 높은 사람들이 자신의 건강에 대해 그다지 걱정하지 않는 사람들과 어떻게 다른 경향이 있는지를 보여 주는 방식입니다.

● 행동

　앞서 우리는 실제 신체감각 자체보다는 행동이—당신이 하든 하지 않든—건강 불안이 있는 사람들에게 고통을 더 야기할 수 있다는 사실을 언급했습니다. 우리의 생각은 감각과 행동 사이를 연결하는 중요한 작용을 합니다. 다음의 상황처럼 불편한 신체감각을 경험하는 예를 살펴봅시다.

- 전화를 받으려고 달려가다 발가락을 심하게 찧는 것
- 술을 과하게 먹은 후 다음 날 찾아오는 메스꺼움과 두통
- 명절 식사 자리에서 이미 배가 다 찼는데도 세 번째 덜어 주는 음식을 먹

고 나서 속이 더부룩하고 불편함을 느끼는 것

- 아이스크림을 빨리 먹은 후에 느껴지는 강하고 쏘는 듯한 머리의 통증

이러한 상황에 처했을 때 보통 어떻게 하는지 잠시 생각해 보세요. 당신이 다른 사람들과 비슷하다면 대부분 별다른 행동을 하지 않을 것입니다. 아픈 부위를 잠깐 문지르거나, 아스피린을 먹거나, 아니면 아이스크림을 천천히 먹은 다음 당신의 주의를 다른 곳으로 돌릴 것입니다. 건강 불안이 없는 사람들은 분명한 근거 없이 생겨나는 증상이나 감각을 인지했을 때 딱히 더 별다르게 행동하지 않습니다. 그저 아픈 부분을 빨리 문지르거나, 두통에 대해 불평을 하거나, 아니면 발진이 생긴 부위에 약간의 로션을 바르고는 하던 일을 계속합니다.

반면에, 건강 불안이 있는 사람들은 설명되지 않는 감각을 경험할 때 다른 식으로 행동하는 경향이 있습니다. 예를 들어, 분명하고 논리적으로 설명할 수 없는 두통(감각)이 생기면 위험한 것으로 생각할 수 있습니다. 즉, '이 두통이 뇌수막염 때문일 수 있어(생각)'라고 말입니다. 건강 불안으로 인해 촉발된 행동들은 이러한 무시무시한 생각들로부터 매우 논리적으로 흘러나오게 됩니다. 일상적인 불편함 때문에 병원으로 달려가는 것은 논리적인 반응이 아니겠지만, '내가 뇌수막염에 걸렸을 수도 있어'라는 위협적인 생각에 대해서는 논리적인 반응일 것입니다. 이런 경우, 그러한 생각('내가 뇌수막염에 걸렸을 수도 있어')이 잘못된 것이므로 행동도 잘못된 것입니다. 건강 불안에는 일반적인 많은 유형의 행동이 있습니다. 예컨대, 확인하기, 조사하기, 안심의 말 구하기, 회피하기, 주의를 딴 데로 돌리기, 과도하게 운동하기, 비타민 과복용 등과 같은 것입니다. 이러한 행동들은 생길 수 있는 위험으로부터 자신을 보호하기 위해 고안되었기 때문에 '안전행동'이라고 불릴 수 있습니다. 그 뒤에 숨어 있는 잘못된 생각이나 믿음을 고려했을 때 이러한 행동들은 완벽하게 이해됩니다. 그렇지만 결국 이 행동들은 도움이 되지 않으며, 그 문제를 4장에서 다시 다루게 될 것입니다.

📝 연습: 당신이 건강에 대해 불안할 때 하는 행동

다음의 줄칸이나 당신의 일기장에 건강 불안을 경험했을 때 했던 일들의 예를 적어 보세요. 자신이 경험하는 증상이 어떤 병에 걸려서 그런 것일지도 모른다고 불안해질 때, 불안감을 줄이고 안심하기 위해 했던 안전행동이나 병에 대한 두려움을 유발하는 상황, 증상, 두려운 생각과 이미지로부터 벗어나기 위해 했던 회피행동을 적어 보세요. 이러한 행동에는 확인하기, 조사하기, 안심의 말 구하기, 주의 딴 데로 돌리기, 과도하게 운동하기, 비타민 과복용, 암 관련 뉴스 피하기, 심박동수를 올리는 활동 피하기, 병에 대한 생각을 지우려 하기 등이 있을 수 있습니다.

_____

_____

_____

_____

_____

_____

_____

_____

_____

● 감정 회피

건강 불안을 포함한 불안의 인지행동 모델은 불안의 쳇바퀴를 만들고 유지하는 데 있어 감각, 생각 그리고 행동의 역할을 강조하고 있습니다. 만약 당신이 대부분의 사람과 같다면 두려움, 분노, 좌절, 절망, 무력감, 걱정, 불안, 혐오감, 공포, 비통 그리고 증오와 같은 부정적인 강한 감정들을 좋아하지는 않을 것입니다. 사람들은 살아가면서 불편한 감정을 유발하는 어떤 상황에 놓이거나(예: 한 시간 전에 학교에서 집에 돌아왔어야 할 아이를 기다리고 있다거나), 생각에 빠져 있는('이런 식으로 내가 투자한 돈을 계속 잃게 되면, 평생 일을 계속해야 할 수도 있겠어' 같은) 자신의 모습을 발견하기도 합니다. 때론 그런 감정을 유발하는 상황이나 생각을 피하고 싶을 수 있습니다. 새로운 직업을 구하고 면접을 봐야 하는 스트레스를 피하기 위해 얼마나 많은 사람이 자신이 싫어하는 지금의 직장에 남아 있는지 생각해 보십시오.

당신이 불안감이 많은 사람이라면 훨씬 더 많이 회피하는 편일 것입니다. 이런 식의 논리일 수 있습니다. 만약 당신이 절대 아이를 시야에서 벗어나지 않게 하는 사람이라면(예: 매일 같이 걸어서 등하교를 한다든지, 혼자 쇼핑몰이나 생일파티에 가는 것을 금지하는 것), 차 사고나 납치에 대한 걱정으로 인해 생기는 불안감을 피하려고 그럴 수 있습니다. 이렇게 극단적인 경우까지는 아닐지라도 당신은 이런 방식을 취하는 몇몇 부모를 알고 있을 것입니다. 그 부모들이 다른 대부분의 부모보다 덜 불안해하고 덜 걱정을 하고 있을까요? 아니라고요? 이상하게도 두려움을 피하고자 하는 이 모든 노력은 정반대의 결과를 가져옵니다.

난처한 일을 당하고 싶지 않아서 친목 모임에 나가기를 꺼리는 사람들의 경우를 생각해 보세요. 그러한 사람들이 좀 더 느긋하고 자기만족을 누리던가요? 그렇지 않습니다. 건강에 대한 공포, 걱정 그리고 불안감 같은 감정들을 피하는 것은 도움이 되지 않습니다. 불안한 감정을 피하려고 노력하는 한, 상황을 헤쳐 나가고 또 필요하다면 그 불안감을 견뎌 낼 수 있는 법을 절대 배우지 못할 것입니다. 이후 우리는 6장에서 스트레스를 다루는 몇 가지 전략에 대해 살펴볼 것입니다.

종합해 보기: 감각, 생각, 행동 그리고 감정

건강에 대한 두려움은 사람에 따라 매우 다른 양상을 보입니다. 4년 전에 첫째 아이를 낳은 이후 자신의 건강에 대해 갈수록 더 조심하게 된 수진 씨의 경우를 살펴봅시다. 처음에 그녀는 그저 손을 꼼꼼하게 잘 씻고 잘 먹고 운동하는 데에만 주의를 기울였습니다. 시간이 흘러감에 따라, '내 건강이 나빠지고 있어'라는 부정적인 생각과 건강 문제가 혹시라도 생겼을 경우 자신이 가지게 될 자책과 공포감을 막는 데 이러한 조치들이 충분하지 않게 되었습니다. 그래서 수진 씨의 행동은 더욱 극단으로 치닫게 되었습니다. 질병에 관한 모든 뉴스가 바로 자신에게 해당하는 것처럼 보였습니다. 그녀가 경험했던 감각은 —피로, 몸무게 감소, 피부 건조증, 빠른 맥박, 불면증 등— 심각한 질병의 증상과 대부분 맞아떨어졌습니다. 어느새 그녀는 새로 생기는 또 다른 증상을 확인하기 위해 몇 주마다 병원을 방문하고 있었습니다.

이렇게 병원을 방문하고 나면 잠시 동안은 수진 씨의 기분이 좀 나아졌지만, 의사가 뭔가 놓쳤을 수도 있다거나, 자신이 증상을 정확하게 잘 말하지 못했거나, 결과를 잘못 이해했을 수도 있다는 계속되는 의심으로 인해 그녀의 불안은 빠르게 되돌아오곤 했습니다. 이러한 악순환이 반복되면서 그녀는 갇혀 있는 기분이 들었고 절망하게 되었습니다. 가장 최근에는 병원에 입원해 있는 그녀의 엄마를 만나러 가지도 못했습니다. 병원에 가면 감염될 위험이 너무 크다고 느꼈기 때문입니다. '만약 내가 병에 걸려 꼼짝도 못한다면, 누가 내 애들을 돌봐 줄 수 있지?' 엄마에 대한 죄책감이 있었지만 그녀는 병원 생각만 해도 아픈 것 같았습니다.

수진 씨가 가지고 있는 건강 불안의 몇 가지 양상을 살펴봅시다. 그녀의 이야기가 당신의 경우와 비슷할 수도 있고 상당히 다를 수도 있습니다. 잠시 시간을 갖고 수진 씨의 경험을 다시 읽어 보세요. 그녀의 감각, 생각, 행동 그리고 감정

중 몇 가지를 알아내 보세요.

여러 번 읽은 후 알아낼 수 있을지도 모르는 몇 가지 예가 있습니다.

신체감각	생각	감정	행동
• 피로 • 몸무게 감소 • 피부 건조증 • 불면증 • 빠른 맥박 • 구역질	• 내 건강이 나빠지고 있다. • 이런 증상들은 내가 심각한 병을 앓고 있다는 뜻이다. • 의사가 이번 검진에서 뭔가를 놓쳤다. • 내가 말하고자 하는 바를 의사가 이해하지 못했다. • 내가 잘못 기억하고 있으면 어쩌지? • 병원은 병균들로 가득하다. • 병원에서 감염될 가능성은 매우 높다. • 내가 진짜 아프거나 심지어 죽을 수도 있다. • 누가 내 아이들을 돌봐 줄 수 있을까?	• 두려워하는 • 불안한 • 책임감을 느끼고 있는 • 갇혀 있는 • 절망적인 • 죄책감	• 씻기 • 식이요법 • 운동 • 건강에 관한 뉴스 읽기 • 진찰받으러 가기 • 병원을 피하기

실제로 병이 있는 경우의 건강 불안

건강 불안이란 아프지 않거나 병이 없는 상태에서만 있을 수 있다고 때로 간주되기도 합니다. 어찌되었던 걱정이 과도하다는 것이 정의의 일부이므로, 실제로 병이 있는 사람들은 걱정할 만한 충분한 이유가 있다고 보아도 되지 않을까요? 반드시 그렇지만은 않습니다. 누구든지 어떤 상황에서 예상되는 것보다 더 큰 정도의 두려움, 불안 또는 걱정을 보일 수 있으며, 인간관계, 직장, 학교를 포함한 삶의 중요한 측면을 방해하는 정도가 예상하는 것보다 더 심각한 수준에 이르기도 합니다.

건강 불안은 암이나 다발성 경화증, 당뇨, 알레르기 그리고 고혈압과 같은 매우 다양한 일반적인 질병을 가지고 있는 사람들에게서도 나타납니다(예: Furer, Walker, & Stein, 2007).

의욕이 넘치고 근면하며 매우 성공한 사업가인 형준 씨의 경우를 살펴봅시다. 그는 저녁 늦게 그리고 주말을 포함해서 장시간 열심히 일했으며, 멋진 식당과 최고급 바에서 고객들을 접대하느라 많은 시간을 쏟았습니다. 그는 흔히 말하는 'A형 성격유형'에 딱 맞는 사람입니다. 정기 건강검진에서 의사는 가벼운 관상동맥 심장질환이 있으니 느긋하게 일을 줄이고 건강을 좀 더 열심히 돌볼 필요가 있다고 그에게 말했습니다. 형준 씨는 공포감에 사로잡혀 언제라도 심장마비로 쓰러질 것 같았습니다. 죽고 나면 그가 가진 모든 부와 영향력이 아무 의미가 없게 될 것이었습니다.

형준 씨는 사업상 만난 지인들과 연락하는 것을 중단하기 시작했습니다. 어떤 날엔 몇 분 이상 사무실에 있는 것을 참지 못하여 곧장 집으로 돌아와 공포로 두근거리는 가슴을 부여잡고 침대에 눕기도 했습니다. 조용히 혼자서 자극적이지 않은 음식을 먹는다면 소화에 도움이 될 것 같다는 생각이 들어 가족과 함께 식사를 하는 것도 그만두었습니다. 카페인을 섭취하고 나서 무서운 감각을 경험한 후로는 커피, 차 그리고 탄산음료를 마시는 것도 끊었습니다. 심장이 빠르게 뛸 때마다 그 자리에 주저앉았습니다. 사우나, 섹스, 운동도 피하기 시작했는데 그런 활동으로 인해 생기는 감각이 두려웠기 때문입니다. 형준 씨의 삶은 점점 더 재미가 없어졌고 나날이 위축되어 갔습니다.

형준 씨의 이야기는 실제로 병을 가지고 있는 사람에게 건강 불안이 어떻게 과장되어 나타날 수 있는지를 보여 주는 예입니다. 이 책에 있는 정보는 당신에게 실제 병이 있거나 없거나 상관없이 유용하게 사용될 수 있습니다.

다른 심리적 질환이 있는 경우의 건강 불안

건강에 대해 과도한 불안감을 가지고 있지 않은 사람들에 비해, 중등도 또는 심각한 건강 불안을 가지고 있는 사람들은 다른 심리적 문제(예: 다른 불안장애나 우울증 또는 알코올이나 약물 남용)를 경험할 가능성이 더 높습니다. 이러한 다른 심리적 문제들이 있을 경우 종종 건강 불안이 증상의 하나로 나타날 수 있습니다. 근본적으로 당신의 건강 불안은 독립적으로 나타날 수도 있고, 다른 정신장애의 한 측면일 수도 있습니다. 심한 건강 불안을 가지고 있는 사람들 사이에 특히 공통적으로 나타나는 세 가지 질병이 있습니다. 범불안장애, 우울증 그리고 공황장애입니다. 여기서 이 질환들을 언급하는 이유는 만약 이 질환 중 하나가 당신에게 중요한 문제라면, 건강 불안을 현저히 감소시키려 노력하기 전에 우선 그 질환을 치료하는 데 노력을 기울일 필요가 있기 때문입니다. 유사한 예를 들어보자면, 만약 목 안이 따끔거리는 것에 특별한 이유가 없다면 캔디를 먹는 것만으로도 도움이 될 것입니다. 그러나 목 안이 따끔거리는 것이 고양이 알레르기 때문이라면, 캔디를 먹는 것도 도움이 되겠지만 고양이 털이 있는 환경으로부터 자신을 격리시키는 것이 당신이 고려해야 할 첫 번째 일이 되어야 한다는 것입니다.

범불안장애는 비슷한 상황에 처한 다른 사람이 경험하는 것보다 훨씬 더 많은 걱정을 한다는 측면에서 단순한 건강 불안과 어느 정도 구별될 수 있습니다. 범불안장애를 가지고 있는 사람은 그들의 건강에 대해서도 걱정하지만 종종 가족이나 개인적인 안전, 직장일, 학교일, 돈이나 다른 다양한 주제에 대해서도 걱정을 합니다. 그들은 걱정을 다루기 힘들어하고 결국 예민함, 수면장애 그리고 다른 동반증상이 나타납니다. 우울증도 슬픔, 흥미 상실, 식욕 변화, 수면 변화, 초조함 또는 둔화, 피로, 무가치함이나 과도한 죄책감, 집중 저하, 죽음에 대한 생각 또는 자살과 같은 증상을 보인다는 면에서 건강 불안과는 구별될 수 있습니다. 마지막으로, 공황장애를 가지고 있는 사람들은 (어떤 분명한 자극이나 원인 없이) 불편하거나 무서운 여러 가지 감각과 관련된 갑작스런 공황발작을 경험합니다. 그들은 공황발작이 초래할 수 있는 건강과 연관된 결과에 대해 종종 걱정을 합니다(예: 공황발작으로 인해 죽을 수도, 기절을 할 수도, 심장마비가 올 수도 있다는 생각). 만약 당신이 예상치 못하게 반복되는 공황발작을 경험한다면, 공황장애를 치료하는 것이 건강에 대한 두려움을 다스리는 것을 배우는 데 있어 중요한 조치가 될 수 있을 것입니다.

이 책에 있는 정보는 건강 불안뿐 아니라 이러한 다른 심리적 문제가 있는지의 여부에 관계없이 당신에게 유용할 것입니다. 그렇지만 어떤 문제를 먼저 다룰지 결정할 때에, 이 순간 당신의 삶에 가장 영향을 많이 주는 문제가 무엇인지를 생각하는 것이 도움이 될 수 있습니다. 예를 들어, 건강 불안보다 훨씬 더 심한 우울증을 겪고 있다면, 건강 불안과 씨름하려고 노력하기에 앞서 우울증에 대한 치료를 먼저 찾아보기 바랍니다. 당신의 주치의나 정신건강 전문가가 당신의 건강 불안뿐 아니라 지금 겪고 있는 문제가 어떤 종류의 것인지를 알아내는 것과 어떤 문제를 먼저 다루어야 하는지에 대해 도움을 줄 수 있습니다.

무엇이 건강 불안을 야기할까요

많은 요소가 사람들에게 다른 방식으로 영향을 미치고 있습니다. 예를 들어, 당신의 몸무게는 유전, 미디어의 영향(광고 등), 주변 사람들의 사고방식, 다양한 음식에 대한 접근성, 경험, 스트레스 정도, 개인의 취향과 건강 등에 따라 달라질 수 있습니다. 건강 불안도 이와 같습니다. 심리적 다양성은 생물학적 요인(유전 등)과 심리적 요인(일상의 경험 등)에 의해 부분적으로 결정된다고 여겨집니다.

건강 불안을 일으키는 유전적 취약성은 태어날 때부터 병이나 질병에 대해 불안감을 갖도록 운명지어졌다는 것을 의미하는 것이 아니라, 이러한 취약성을 가지고 있지 않은 사람들에 비해 단지 좀 더 불안해질 수 있다는 것을 의미합니다. 비유해 보자면 햇빛에 잘 타는 경향을 생각해 봅시다. 피부가 하얀 사람들이 햇빛 화상을 잘 입는다는 것을 우리는 모두 알고 있습니다. 하지만 긴소매 셔츠와 챙이 긴 모자를 좋아하거나, 날씨가 흐린 곳에서 살거나, 조심스럽기만 하면 절대 일광화상을 입지 않을 것입니다. 즉, 그들은 어떤 특정한 환경적 요인하에서 다른 사람들에 비해 화상을 더 잘 입을 가능성이 있을 뿐입니다.

유전의 역할

가까운 가족(예: 당신의 부모나 형제자매)이 과도한 건강 불안을 경험하고 있다면 당신 역시 건강 불안을 경험할 가능성이 있다는 말을 듣는 것이 아마도 놀라운 일은 아닐 것입니다. 그러나 건강 불안이 집안 내력이라고 해도, 한 세대에서 다음 세대로 전달되는 것이 순전히 또는 대부분 유전에 의한 것만은 아닙니다. 유전적인 기질을 부모로부터 물려받았다 하더라도 우리 개인의 성격은 부모에게서 무엇을 배웠는지에 의해서도 영향을 받을 수 있습니다. 쌍둥이에 대한 연구는 건강 불안이 중간 정도로 유전적 성향을 가지고 있음을 보여 줍니다 (Taylor et al., 2006). 다시 말해, 그러한 특성들은 유전적인 요소와 환경적인 요소 둘 다에 의해 영향을 받습니다.

사회적·문화적 요인의 역할

사회적인 관점에서 볼 때, 우리는 자신이 살고 있는 넓은 문화적 환경 속에서 다른 사람들과 많은 경험, 관습, 신념을 공유하고 있으며 그것들 중 일부가 건강에 대해 우리가 불안을 느끼는 경향에 영향을 미칠 수 있습니다.

● 건강 불안에 대한 대중매체의 역할

주위에 있는 사람들과 공유하고 있는 사회문화적 관습 중의 하나가 바로 대중매체입니다. 책, 영화, 신문, 잡지, 텔레비전(픽션 쇼, 뉴스 이야기, 광고 그리고 관찰 예능), 인터넷 같은 것입니다. 기술이 좀 더 발달함에 따라, 대중매체는 우리를 압도적인 실시간 건강 정보(그리고 잘못된 정보)의 홍수 속으로 접근할 수 있게 해 주고 있습니다.

우리는 증상이나 질병, 바이러스, 박테리아, 죽음에 관한 뉴스를 언제든지 찾아 볼 수 있습니다. 뉴스를 다루는 많은 웹사이트가 전체 섹션을 병에 대한 기사로 채우기도 합니다(아이러니하게도 그 섹션을 '건강 정보'라고 부르기도 합니다). 이러한 웹사이트들은 전염성이 있고 감염의 우려가 있는 질병과 상상할 수 있는 모든 종류의 병에 대한 정보로 채워져 있으며, 불필요한 걱정을 부추깁니다. 이러한 종류의 정보는 건강 불안을 오히려 증가시킵니다. 이러한 상황을 논리적으로 생각해 보면, 이 세상은 75년이나 100년 전에 비해 병이 훨씬 더 만연해 있어야 하는 것이 아닌지 궁금해집니다. 물론 그렇지 않습니다. 인류는 실제로 그 이전의 어느 때보다 지금 더 오래 살고 있고 더 건강한 삶을 누리고 있습니다.

건강과 질병에 관한 정보에 대해 대중매체에 의존하는 것의 또 다른 문제점은 좋은 뉴스들이 재미없다는 점입니다. 우리가 필요로 하는 것보다 훨씬 더 많은 정보가 쇄도하고 있을 뿐만 아니라, 보도되고 기사화되는 것들은 확실히 부정적 편향성을 가지고 있습니다. 코로나19나 살모넬라, 살을 파먹는 박테리아에 감염되지 않은 수십억 명에 대한 이야기를 우리는 들어본 적이 없습니다. 의료 과실이나 오진에 대한 사건이 발생하면, 그것은 삽시간에 전 세계에 방송됩니다. 우리는 여행을 떠났던 사람들이 알 수 없는 병에 걸린 채 귀국했다느니, 검사실 결과가 뒤바뀌었다든지, 의사가 실수로 처방을 잘못 내렸다는 등의 이야기를 듣게 됩니다. 모든 실수가 다 잘 해결되었다는 수많은 이야기는 들을 수 없습니다. 증상이나 질병이 도처에 만연해 있다는 말을 우리가 믿을 수밖에 없다는 것은 완전히 수긍이 갈 만합니다. 우리가 신문에서 읽고, 온라인으로 보고, 뉴스로 접하는 것들이 다 그런 것들이니까요.

건강에 관한 정보를 대중매체에 의존하는 것의 마지막 문제점은 그들이 절대위험도가 아닌 상대위험도를 보도하는 경향이 있다는 것입니다. "○○를 먹는 사람이 심장 질환에 걸릴 확률이 5배가 높습니다."라든지, "○○ 같은 행동을 하는 사람들이 암에 걸릴 확률이 세 배 높습니다."와 같이 말하는 뉴스의 머리기사를 흔히 본 적이 있을 것입니다. 실제 수치를 알지 못한다면 이런 종류의 진술은 거의 아무런 의미가 없습니다. 예를 들어, 특정한 병에 걸릴 가능성이 100,000분의 1이고, 어떤 특정한 음식을 섭취함으로써 그 위험률이 다섯 배 증가한다면 결국 그로 인해 병에 걸릴 가능성은 20,000분의 1이 되게 되며 이런 수치는 여전히 매우 낮은 것에 불과합니다. 반면에, 위험성이 애초에 5분의 1이 었는데, 특정한 음식을 먹어 위험이 다섯 배 곱해진다면, 위험률은 100%로 증가하게 됩니다. 이것은 매우 높은 수치입니다. 그러니 실제 발병률을 알지 못하는 상태에서 어떤 원인이 위험성을 다섯 배 증가 또는 감소시킨다는 것만을 가지고 그 병에 걸릴 수 있는 가능성에 대해 말해 줄 수 있는 것은 아무것도 없습니다. 텔레비전 뉴스나 잡지 그리고 신문은 특정한 병에 대한 위험 인자에 대해 다룰 때 절댓값을 거의 보도하지 않습니다. 대신 그들은 어떤 주어진 관련 요인(식습관, 스트레스, 나이, 흡연 여부 등)에 따라 위험률이 증가 혹은 감소하는 정도만을 보도합니다.

● 개인적 환경요인

당신은 유전적 요인과 미디어에 의한 영향력 이상의 것들을 가족들과 공유하고 있습니다. 같은 환경적 요인은 한 세대에서 다음 세대로 심리적인 문제를 전달하는 데 기여할 수 있습니다. 이런 환경적인 조건은 각 가족마다 다를 수 있지만, 인종, 문화, 언어, 교육 정도, 경제 그리고 사회적 지위, 태도, 전통, 습관, 심지어 매력 등과 같은 요소들을 포함할 수도 있습니다. 성장 과정에서 매우 다른 환경을 경험하는 것이 아이들이 가지고 있는 다양한 믿음에 영향을 줄 수 있는데, 신체감각을 어떻게 해석하는가 하는 방식도 포함됩니다.

사람들이 자신의 신체 변화를 해석하고 병원을 찾는 것에 문화적 요인이 영향을 미친다는 사실이 증명되어 왔습니다. 예를 들어, 독일인은 심장, 혈액 순환, 혈압에 많은 주의를 기울입니다. 카브리해 특정 문화권에서는 어지럼증이나 현기증에 대한 관심이 흔하고, 미국과 캐나다에서는 면역학적 혹은 바이러스성 증상(화학물질 과민증, 사스 그리고 돼지 독감 같은)에 관한 관심이 흔하게 나타납니다(Escobar et al., 2001). 독일사람 혹은 독일 문화권에서 양육된 사람은 느린 심장박동을 '부정맥'으로, 손이 차가운 것을 매우 무시무시한 일로 여겨서 경계하거니 조치를 해야 할 일로 여길 수도 있지만, 반대로 카리브해 지역이나 미국에서 자란 사람들은 이러한 감각들을 인지하지 못할 수도 있습니다.

분명히 우리는 살고 있는 환경에서 많은 규칙을 배워 왔을 것입니다. 어떤 것들은 목적을 가지고 일부러 배우는데, 도로의 어느 쪽으로 운전을 해야 하는지, 어떤 종류의 백신을 아이에게 접종시켜야 하는지 같은 것들입니다. 하지만 우리가 알고 있는 것의 상당수는 의식적인 노력 없이 습득되어 왔습니다(예: 면접을 보러 갈 때와 해변에 놀러 갔을 때 옷을 각각 어떻게 입어야 하는지, 대화를 나눌 때 얼마만큼 직접 시선을 유지한 후 잠깐 딴 곳을 보거나 아래를 바라보는지, 칭찬의 말을 어떻게 정중하게 받아 줘야 하는지 등). 이렇게 무의식적으로 학습된 믿음과 견해 중 상당수는 객관적인 사실인 것처럼 느껴집니다. 다음에 제시된 견해들은 건강에 대해 우리가 학습한 것들의 예입니다.

- 병원에서 죽어야 한다.
- 아이들이 입에 더러운 것을 넣게 해서는 안 된다.
- 비만은 건강에 좋지 않다.
- 열이 있는 사람은 학교나 직장에 가지 말고 집에 머물러야 한다.
- 피가 흐르면 반드시 지혈해야 한다.

하지만 이러한 가정들을 사실이 아니라고 여기는 많은 문화권과 상황이 있

습니다. 당신은 이런 믿음을 가지고 있지 않은 사람들이 건강이 더 나쁘거나 더
불안해하지 않는다는 것을 알게 되면 놀랄 수도 있습니다.

📝 연습: 견해

'건강하다는 것'이 무엇을 의미하는가에 대해 자신이 가지고 있는 견해를
잠시 생각해 보는 시간을 가져 보세요. 건강, 증상, 질병 그리고 죽음에 대
해선 어떤 생각을 가지고 있나요? 당신의 대답 중 어떤 것들은 당신이 본래
가지고 있던 개인적인 견해일 수 있지만, 다른 것들은 당신이 주변으로부
터 배워 왔던 것일 수 있습니다. 다음의 줄칸이나 일기장에 당신의 생각을
기록해 보세요.

_____

_____

_____

_____

● 병과 죽음에 대한 경험

광범위한 문화적·사회적·환경적 요인뿐만 아니라, 아픔, 장애, 질병 그리
고 죽음에 대한 개인적인 경험이 이러한 문제에 대해 우리가 어떻게 느끼는지
를 형성하는 경향이 있습니다. 어떤 사건이 설명할 길 없고, 무시무시하며, 겁
에 질리거나 충격적인 것으로 경험되었다면, 무력감, 절망감, 허무감, 두려움이
라는 감정과 맞닿게 되고 잠재적으로 과도한 건강 염려로 이어질 수 있습니다.
불안감은 즉각적으로 나타날 수도 있고 시간을 두고 천천히 생겨날 수도 있습

니다. 이러한 경험들은 우리의 생애 어느 때라도 일어날 수 있으며 다음의 예와
같습니다.

- 갑작스럽고 생각지도 못하게 당신이나 다른 사람이 아프게 됨(예: 몇 년 전
한 동료가 세균성 수막염에 감염된 것을 본 이후 머리가 아프거나 목이 따끔거릴 때마
다 두려운 생각이 들거나 긴장하게 된다)
- 무시무시한 의학적 경험에 대해 듣기(예: 아무것도 걱정할 것이 없다는 말을 듣
고 나서 6주 후에 췌장암으로 죽은 한 여자의 사례를 보도한 신문기사를 읽은 후 복부
의 감각이나 식욕의 변화에 특히 주의를 기울이게 된다)
- 친구나 사랑하던 사람 또는 당신과 관련된 사람의 죽음(예: 건강하던 처남이
심장마비로 죽은 후 심장을 두근거리게 만드는 활동을 피하게 된다)
- 자신이나 다른 사람이 앓고 있는 만성질환이나 고질병(예: 조절이 잘 안 되는
당뇨병을 앓고 있는 부모와 살면서 전반적으로 병에 대한 민감성이 고조될 수 있다)
- 자신이나 다른 사람이 겪고 있는 심각하거나 오래 지속된 장애(예: 등한시
했던 망막 박리로 인해 한쪽 눈의 시력을 부분적으로 잃은 후 눈앞이 뿌옇거나 눈에 뻑
뻑함이 느껴질 때마다 응급실로 달려가게 된다)

● **학습된 불안**

어떤 경험이 우리를 변화시킬 때, 학습이 일어나게 됩니다. 우리의 경험에 따
라 생각, 행동, 감정반응이 바뀌게 됩니다. 예를 들어, 당신은 장전된 총 근처에
있으면 긴장할 수 있지만 아이였다면 그렇지 않을 것입니다. 왜냐하면 아이는
아직 장전된 총에 대한 공포를 배우지 못했기 때문입니다. 무기에 익숙한 다른
어른들은(가령 군인들처럼) 이러한 공포를 잊었을 것입니다. 심박동수를 모니터
링하는 것에서부터 인터넷으로 증상을 찾아보거나, 병원을 방문하거나, 반복
적으로 증상을 체크하는 것에 이르기까지 모든 건강에 관련된 행동들은 학습

되는 것입니다. 대부분의 신체감각에 대한 우리의 반응들 또한 학습된 것입니다. 예를 들어, 메스꺼움을 경험했을 때 어떤 사람들은 그것을 그냥 무시하고, 어떤 사람들은 약을 먹으며, 또 어떤 사람들은 하던 일을 멈추고 쉴 곳을 찾는 행동을 배워 왔고, 또 다른 사람들은 체크리스트를 만들어 몸의 다른 부분의 느낌과 위의 상태를 면밀히 살펴보기 시작합니다.

인간은 (그리고 모든 동물은) 몇 가지 특수한 방법으로 학습을 합니다.

- 강화: 미래에 어떤 행동을 더 하도록 하는 학습과정으로, 강화는 다음의 두 단계를 포함합니다. (1) 행동(정신적 또는 육체적), 그리고 (2) 좀 더 같은 방식으로 행동하게 만드는 그 행동에 대한 긍정적 반응. 예를 들어, 당신이 직장에 가서(행동) 2주마다 급료를 받는다면(긍정적 반응), 당신은 계속 그 직장에 다닐 것입니다. 이 장의 앞부분에서 다뤘던 형준 씨의 이야기로 되돌아가 보면, 자신의 심장이 두근거리는 것을 인지하자마자 그는 자리에 앉아 버렸습니다(행동). 결국엔 그의 심장박동이 정상으로 돌아왔습니다(긍정적 반응). 다음번에 형준 씨가 심장이 두근거리거나 뛰는 걸 느끼게 되면, 그는 하던 일을 멈추고 자리에 앉아 버릴 가능성이 더 커지게 된 것입니다.
- 처벌: 처벌은 앞으로 있을 행동의 가능성을 감소시키는 학습과정입니다. 강화처럼 처벌도 두 단계를 포함합니다. (1) 행동(정신적 또는 육체적), 그리고 (2) 그와 같은 행동을 좀 덜하게 만드는 그 행동에 대한 반응. 개가 카펫 위에 오줌을 싼 후(행동) 화가 나서 신문 뭉치를 휘두르는 주인에 의해 개집으로 쫓겨 들어가게 되면(부정적 반응), 그 개는 아마도 같은 행동을 덜하게 될 것입니다. 격렬한 운동을 한 후(행동), 형준 씨는 심장이 두근거리는 것을 감지하게 되었습니다. 매 박동마다 자신의 가슴이 움직이는 것을 보고 덜컥 겁이 났기 때문에(부정적 반응), 그는 자신의 경미한 심장질환을

악화시킨 어떤 행동을 한 게 분명하다고 확신하게 되었습니다. 이것이 너무나 무서운 경험이었기 때문에 형준 씨는 체육관으로 향할 마음이 훨씬 줄어들었습니다.

- 관찰과 정보: 당신은 다른 사람들을 관찰하거나 그들의 경험을 들어보는 것으로도 역시 배울 수가 있습니다. 길을 건널 때 양쪽을 살피는 것을 배우기 위해서 차에 치일 필요는 없습니다. 좌우를 살피지 않고 길을 건너는 행동의 결과에 대해 부모님에게 듣는 것으로도 당신이 교훈을 얻을 수 있기 때문입니다. 마찬가지로 담배를 피우지 않는 것이 최고라는 것을 알기 위해서 직접 폐암을 경험할 필요는 없습니다.

📝 연습: 당신의 불안감에 영향을 미쳐 왔던 요소

건강 불안에 영향을 미칠 수 있는 요소들은 다음과 같습니다.

- 유전적 또는 가족적 요인
- 사회적·문화적 요인(대중매체를 포함하여)
- 병과 죽음에 대한 경험
- 학습된 경험(강화, 처벌 그리고 관찰 및 정보)

잠시 시간을 두고 당신에게 건강 불안이 생기고 계속되는 데 기여해 왔을 수도 있는 이러한 요인들의 예를 생각해 보세요. 다음의 각 항목마다 약 10분 정도의 시간을 두고 각각의 것에 대해 당신이 생각해 낼 수 있는 만큼 많은 가능성을 적어 보세요. 한꺼번에 다 할 필요는 없습니다. 가령, 오늘 두어

개를 적어 보고 내일 나머지를 다 하셔도 됩니다. 앞으로 몇 주간 그것들을 생각하면서 예를 더 적어 보세요.

당신의 건강 불안을 동반하는 감각, 생각, 행동이 느닷없이 나온 것이 아니었다는 사실을 알게 될 것입니다. 실제로 병에 대한 염려와 건강 불안에 기여한 요소들은 상당히 많을 것입니다. 그렇다고 해서 당신의 건강 불안이 필요한 것이고 보호가 되며 유용하거나 바꿀 수 없는 것이라는 뜻은 아닙니다.

• 유전적 또는 가족적 요인

_____

_____

_____

_____

• 사회적·문화적 요인(대중매체를 포함하여)

_____

_____

_____

_____

• 병과 죽음에 대한 경험

_____

_____

_____

_____

• 학습된 경험(강화, 처벌 그리고 관찰 및 정보)

_____

_____

_____

_____

_____

🔍 요약해 보면

이제 당신은 건강 불안에 대해 알게 되었고, 인지행동적 방법에 대한 이해도 하게 되었습니다. 2장에서는 동기를 찾아보고 목표 설정에 대해 살펴볼 것입니다. 당신은 이제 더 나은 미래를 마음속에 그려 보게 될 것입니다. 결국엔 그것 말고 달리 바꾸고 싶은 게 뭐가 있을까요?

02
변화하기 위한 투자

건강 불안을 이겨 낼 수 있도록 도움을 주기 위해 이 책이 기획한 변화들은 다소 무리한 것처럼 보일 수도 있습니다. 우리는 당신이 갖고 있는 모든 의구심을 잠시 접어 두고, 이 책의 치료법이 효과적인지 한번 실험해 보자 하는 마음으로 시작해 보기를 바랍니다. 이 프로그램을 진행하는 동안 당신은 지금까지 당신을 안전하게 지켜 주는 것이 목적이라고 여겼던 생각과 행동에 점차 의문을 제기하게 될 것입니다. 피하고 싶었던 불편한 감각들과 감정들이 더 이상 두렵지 않을 때까지 이것들을 경험하기 위해 노력하게 될 것입니다. 이러한 도전들을 헤쳐 나가기 위해서 당신은 변화의 과정에 반드시 전념해야 할 것입니다.

왜 가끔 변화가 어려워 보일까요

솔직히 얘기해서 만약 건강 불안을 지속시키는 생각들과 행동들을 바꾸는 것이 쉬운 일이고, 위험할 게 전혀 없다고 당신이 완벽하게 확신하고 있다면,

지금 바로 그렇게 해 버릴 수 있을 것입니다. 한편, 이러한 불안한 생각과 행동들에 장점이 있다고도 볼 수 있습니다. 사실 모든 인간의 행동은 어떤 이점을 가지고 있습니다. 다른 한편으로는, 건강 불안을 경험하는 것이 매우 큰 대가를 치른다는 것에 의심의 여지가 없습니다. 마음의 평화를 누릴 수 없게 하고, 여러 가지 활동을 즐기지 못하게 하거나, 언쟁이나 고통을 야기하기도 합니다. 아마도 당신이 치렀던 어떤 대가는 돈이 드는 것일 수도 있습니다. 슬픔이나 죄책감 또는 좌질을 느꼈을 수도 있습니다. 슬프고 심각한 건강 불안을 겪고 있는 사람 중 일부는 아이러니하게도, 가끔 자살에 대해 생각하기도 합니다.

당신은 계속해서 검사를 하고, 여러 가지 정보를 찾아보았으며, 의사로부터 괜찮다는 확인을 받고, 큰 병으로 병원 신세를 지는 상황을 피하는 등 겉보기에는 대가보다 이점이 틀림없이 커 보였을 것입니다. 적어도 지금까지는 말입니다. 형준 씨의 경우를 살펴봅시다. 형준 씨는 자신의 주치의로부터 경미하게 혈압이 상승했다는 말을 들었습니다. 처음에는 그것에 대해 그다지 걱정하지 않았습니다. 그렇지만 시간이 지나감에 따라 불안감은 커져만 갔습니다. 형준 씨는 자신의 신체감각을 바로바로 인지하게 되었습니다. 운동을 하고 있거나, 신이 나 있거나 또는 긴장했을 때, 심장이 두근거리고, 얼굴이나 눈이 얼룩덜룩해지거나 빨개지며, 화끈거리고 식은땀이 흐르기도 했습니다. 형준 씨는 자신의 이런 증상들이 위험한 수준으로 혈압이 높아졌고 뇌졸중이 임박했음을 알리는 신호라고 거의 확신했습니다.

형준 씨는 자신을 불안하게 만들거나 흥분하게 만드는 그 어떤 곳에도 가는 것을 멈췄고 증상이 찾아오면 무슨 일이 있어도 하던 일을 바로 중단했습니다. 그는 직장에 결근하는 일이 생기기 시작했고 결국에는 직업을 잃게 되었습니다. 경제적으로 어려운 처지에 놓이게 되었는데도 불구하고, 실업급여나 사회복지 지원을 신청할 수도 없을 정도로 혼란스러운 지경이었습니다. 그의 모든 인간관계는 파괴되었고, 무슨 일이 일어났는지 아이들이 알게 하고 싶지도 않

있습니다. 한편으로는, 스스로 어떤 변화를 만들지 않는다면 삶이 절대 나아지지 않을 것이라는 사실도 알고 있었습니다. 그렇지만 다른 한편으로, 잠깐 동안도 다른 식으로 전혀 행동할 수 없다는 사실 역시 잘 알고 있었습니다.

많은 사람이 형준 씨의 건강 불안과 같은 어려운 문제를 직면하고 해결하는 방법을 찾았습니다. 이 장은 당신이 변화에 대한 준비가 되어 있는지 여부를 평가할 수 있게 도와줄 것이고 변화에 대한 동기를 향상시킬 수 있는 전략을 제공해 줄 것입니다. 이 장에서 다루는 전략들은 부분적으로 윌리엄 밀러와 스테판 롤닉(Miller & Rollnick, 2002)에 의해 개발된 동기 강화 기술과 제임스 프로샤스카와 카를로 디클레멘트(Prochaska & DiClemente, 1983)의 행동 변화 단계 모델에 근거하고 있습니다. 두 가지 접근법은 심각한 중독을 극복하거나 많은 체중을 감량하는 것과 같은 어려운 변화를 시도하는 사람들을 돕기 위해 고안되었습니다.

변화의 단계

변화 단계 모델은 우리의 삶에서 어려운 변화를 시도하고자 할 때 지나게 되는 여섯 개의 단계를 제시합니다(Prochaska & DiClemente, 1983). 어떤 사람들은 이러한 단계들을 한 발 한 발 부드럽게 앞으로 나아가지만, 대부분의 사람은 앞으로 뛰어나갔다가 한 발짝 물러서기도 하고, 때때로 단계 사이를 종횡무진하기도 합니다. 변화(그리고 필요한 노력)에 대한 양가감정은 정상적인 것입니다. 언제 앞으로 나아갈지 결정하는 것은 전적으로 자신에게 달려 있습니다. 이 책의 관점에 비추어 볼 때 이 부분은 특히 중요합니다. 우리는 곧 당신이 가장 두려워하는 생각, 상황, 감각 그리고 감정과 마주하게 할 것이며, 안심하기 위해 당신이 보통 사용했던 안전행동들(예: 의사로부터 안심구하기)을 하지 못하게 할 것입니다. 그렇지만 이것을 당신에게 억지로 하게 할 수 있는 방법은 없습니다. 왜냐하면 외부에서 당신에게 강요함으로써 장기간에 걸친 변화가 일어날 수는 없기 때문입니다. 오히려 당신이 자발적으로 열심히 하는 참가자가 되어야 합니다. 일단 그렇게 되면, 당신이 이뤄낼 잠재적 성공에는 한계가 없을 것입니다. 변화를 위한 여섯 가지 단계는 다음과 같습니다.

■ 숙고 전: 이 단계에서 당신은 아직 문제가 있다는 사실을 인식하거나 시인하거나 받아들이지 못했을 것입니다. 당신이 이 책을 스스로 구매했다면 아마 이 단계를 넘긴 것일 겁니다. 사랑하는 사람이 건강 불안을 가지고 있다고 생각되어 당신이 이 책을 읽고 있는 것이라면, 사랑하는 그 사람이 아마 이 단계에 있을 가능성이 있습니다.

■ 숙고: 이 단계에서는 문제가 있음을 시인하지만 아직 그것을 위해 기꺼이 노력을 기울이려고 하거나 기울일 수 있지는 않습니다.

■ 준비: 이 단계에서는 변화에 전념하기로 마음먹었고 변화를 향한 몇 가지 작은 발걸음을 시도해 보았습니다(예: 이 책을 구입한 것).

■ 실행: 이 단계에서는 문제가 되는 행동을 적극적으로 변화시킬 조치를 취하고, 자기 자신의 동기와 의지력에 의지하며, 당신이 설정한 목표를 향해 결단력 있게 나아갑니다(예: 이 책을 읽고 연습을 완료하기).

■ 유지: 일단 변화가 이뤄지면 그 상태가 계속되게 주의를 끊임없이 기울이는 단계입니다.

■ 재발: 재발은 오래된 습관과 행동으로 되돌아가는 것을 말합니다. 불안감

극복의 경우, 대부분의 사람은 이미 얻은 편안한 상태를 계속 유지할 수 있습니다. 그럼에도 불구하고 불안이 다시 발생하는 경우가 있는데, 그러한 일은 누구에게나 일어날 수 있습니다.

　많은 사람이 증상의 재발을 경험하는데 잠깐 또는 긴 시간 동안 지속됩니다. 당신은 운동이나 식이요법 또는 금연이나 금주, 아니면 손톱 물어뜯기를 참는 것을 포기했던 경험을 가지고 있을 것입니다. 아니면 때때로 좋은 성과를 이뤄낸 후에 일을 미루고 있는 자신을 발견할 수도 있습니다. 새해 결심을 잊지 마세요. 작은 실수 그 자체가 실패를 의미하는 것은 아닙니다. 당신이 다음에 무엇을 하느냐가 중요한 것입니다. 이전의 불안해하던 행동방식으로 다시 돌아가고 있다는 것을 인지하게 된다면, 과거에 당신에게 도움이 되었다고 생각되었던 자료들을 검토해 보고, 바로 행동 단계로 다시 되돌아와야 합니다. 예를 들면, 당신은 '다시 도전하기 위해' 이 장을 두 번 읽을 수도 있습니다. 만약 이 자료를 두 번 (아니면 세 번 또는 네 번) 읽고 있는 자신의 모습을 보게 된다면, 당신은 이미 준비 단계 아니면 실행 단계 둘 중 하나에 돌입해 있는 것이며 긍정적인 변화를 되찾을 준비가 되어 있는 것입니다.

📝 연습: 변화를 위해 얼마나 준비가 되어 있나요

지금이 바로 당신이 현재 얼마나 준비되어 있는지에 대한 아이디어를 얻을 수 있는 좋은 시간입니다. 다음의 질문들에 대해 생각해 볼 시간을 잠시 가져 보세요.

• 도입과 1장에서 읽어 본 내용으로 봤을 때, 건강 불안이 지금 당신이 겪

고 있는 괴로움에 어느 정도 영향을 미치고 있는 것처럼 보입니까?

• 당신의 생각과 행동에 조금이라도 변화를 줄 수도 있는 새로운 기술들을 배울 수 있다고 믿습니까?

• 이 책에 기술된 전략들을 기꺼이 시도해 볼 생각이 있습니까?

• 언제 시도할 겁니까?

마음의 준비가 얼마나 되었는지에 대한 앞의 질문들을 염두에 두고, 다음의 척도 중 당신이 지금 어느 위치에 있는지 동그라미 표시를 해 보세요.

1	2	3	4	5	6	7
바꿀 수 있거나 바꿀 필요가 있는 것은 하나도 없다.	건강에 대한 과도한 불안감이 내게 어려움을 초래할 수도 있다.	건강에 대한 과도한 불안은 문제가 되긴 하지만, 아직 그걸 해결해 볼 준비가 되어 있지 않다.	앞으로 몇 달 내에 나의 건강 불안을 해소하기 위해 노력할 준비가 되어 있다.	지금 당장 나의 생각과 행동을 바꿀 준비가 되어 있다.	약간의 변화를 이루고 있다(예: 건강 불안에 대한 정보수집).	건강에 대한 생각과 행동에 있어서 진정한 변화를 이미 만들고 있다.

이 숫자들은 변화 단계와 대략적으로 상관관계를 가지고 있습니다(1=숙고전, 3=숙고, 5=준비, 7=실행).

📝 연습: 동기와 지각된 장애물 살펴보기

다음 절에서 우리는 당신의 동기에 대해 훨씬 더 자세히 들여다볼 것입니다. 우선 다음의 줄칸이나 일기장의 새로운 페이지에 다음의 두 가지 질문에 대답해 보세요.

1. 만약 바로 앞의 연습에서 당신이 1이 아닌 다른 곳에 표시를 했다면, 변하고자 하는 어떤 욕구나 동기가 어느 정도 있다는 것입니다. 왜 당신은 1에 표시를 하지 않았나요? 예를 들어, 다음과 같은 생각을 했을 수 있습니다. '지금 상황이 정상이라고 생각하면서 나 자신을 더 이상 속일 수는 없어. 심각한 병을 앓고 있는 친구들이 있지만 그들의 삶의 질은 나보다 나아. 몸의 건강만이 삶의 질에 영향을 주는 것은 아닐 거야'

2. 만약 당신이 7이 아닌 곳에 표시했다면, 당신은 완벽한 변화에 도달하는 데 약간의 장애가 있다는 것을 인지한 것입니다. 당신은 왜 7에 가까운, 그러니까 오른쪽으로 훨씬 치우친 곳에 표시하지 않았나요? 예를 들어, 다음과 같은 생각들일 수 있습니다. '만약 내 건강문제가 정신적인 것 때문이라고 생각하여 고치려 한다면, 이제 그 누구도 내 몸에 문제가 있다는 것을 심각하게 받아들여 주지 않을 텐데'

이 연습은 당신의 개인적인 성장에 있어 중요한 부분입니다. 그러니 꼭 대답을 마무리해 보는 것을 추천합니다.

질문

1. 만약 바로 앞의 연습에서 당신이 1이 아닌 다른 곳에 표시를 했다면, 변하고자 하는 어떤 욕구나 동기가 어느 정도 있다는 것입니다. 왜 당신은 1에 표시를 하지 않았나요? 변하고자 하는 어떤 욕구나 동기가 있나요?

_____

_____

_____

2. 만약 당신이 7이 아닌 곳에 표시했다면, 당신은 완벽한 변화에 도달하는
   데 약간의 장애가 있다는 것을 인지한 것입니다. 왜 당신은 7에 가까운,
   그러니까 오른쪽으로 훨씬 치우친 곳에 표시하지 않았나요? 변화에 도
   달하는 데 어떤 장애가 있나요?

_____

_____

동기를 강화하기

이 절에서 당신의 동기를 강화하기 위한 몇 가지 전략을 살펴볼 것입니다
(Miller & Rollnick, 2002). 우리는 당신에게 연습 과정을 하나하나 보여 줄 것입니
다. 그렇지만 어느 방향을 선택할지는 전적으로 당신에게 달렸습니다. 간단히
말하면, 이 책을 읽고 있다는 사실이 당신이 지금 있는 곳과 앞으로 있고자 하
는 곳 사이에 틈이 있고, 현재 매일 경험하고 있는 것과 본질적으로 가치를 두
는 것―당신의 바람이나 소망― 사이에 간극이 존재하고 있음을 말해 주고 있습
니다. 만약 그러한 간극이 없다면(다른 말로 해서, 만약 당신의 삶이 당신이 원하는 바
로 그대로라면), 이 책을 계속해서 읽을 이유가 전혀 없을 것입니다. 당신이 현재
있는 곳과 당신이 있고자 하는 곳의 차이를 때때로 '부조화'라고 부릅니다. 부
조화가 크면 클수록(또는 현재 당신이 처한 상황이 당신이 원하거나 필요한 상황과 더 멀
면 멀수록) 변화하고 싶은 당신의 동기는 더 커질 것입니다. 이러한 부조화를 강
조하여 변화를 위한 동기를 증진시킬 수 있는 두 가지 중요한 단계가 있습니다.

1. 건강 불안으로 인해 생기는 문제와 폐해에 대한 당신의 인식을 증가시키세요.
2. 더 나은 미래에 대한 구체적인 청사진을 그려 보세요.

형준 씨의 삶은(그리고 그의 아내와 자녀들의 삶도) 비참했지만 그는 변화를 모색하는 데 어려움을 겪고 있었습니다. 건강 불안에 대해 생각할 때마다 또는 누군가가 그에게 새로운 무언가를 시도해 보라고 조언하기라도 하면 형준 씨의 마음은 즉시 '그래'에서 '아니야' 모드로 전환되었습니다. 우리 모두는 변화해야 한다는 사실을 논리적으로 이해하고 있지만, 변화에 대한 양가감정도 가지고 있습니다. 다음은 실제 우리의 삶에서 종종 경험하게 되는 양가감정의 흔한 예들입니다.

- 흡연은 건강을 위협하고 돈도 많이 들어. 그러니 난 금연을 해야 해. 그래 그렇지만 금연 패치를 사용하는 것도 그만큼의 돈이 들 거야. 담배를 끊으면 살도 엄청 찌게 될 거고. 이렇게 열심히 일하면서 내가 부리는 유일한 사치가 담배 피는 것인데…….
- 이 직업은 내 삶을 비참하게 만들어. 그러니 더 나은 무언가를 찾아봐야겠어. 그래, 그렇지만 이만큼 벌이가 좋은 일은 절대 찾을 수 없을 텐데. 면접 보러 가는 것도 너무 부끄럽고. 이후 몇 년 사이에 자리를 옮길 수도 있는데, 새로운 곳에서 편하지 않을 수도 있고…….
- 매달 빚이 더 많이 늘어나고 있으니 생활비를 제한할 필요가 있어. 그래, 그렇지만, 그러려면 노력이 너무 많이 들 텐데. 그렇게 되면 너무 빡빡한 것은 아닐까? 예외로 둬야 할 것들이 너무나 많을 것이고 그러면 아무 소용없을 거야. 그리고…….

어떻습니까, 많이 들어본 소리 같지 않습니까? 행동하지 않고 스스로에게 말만 한다면 우리 모두가 자신에게 최악의 적이 될 수도 있습니다. 다음 연습에서 당신은 이러한 진술문의 처음 앞부분에 집중할 것이며 "그래, 그렇지만." 이후 의 말들은 뺄 것입니다.

📝 연습: 건강 불안의 문제점

이 연습의 목적은 건강 불안이 당신과 당신 주위의 사람들에게 초래하는 문제들에 대하여 생각해 보는 것입니다. 제시된 예들은 건강 불안과 관련 된 행동, 세상을 바라보는 방식, 불쾌한 감정들과 업무 차질 또는 당신의 대 인관계에 미친 부정적인 영향들을 포함합니다. 다음의 줄칸이나 일기장에 건강에 대한 불안감이 당신이나 당신 삶 속의 다른 사람들에게 끼친 가장 커다란 문제점 중 몇 가지를 적어 보세요. 이를 시작하기 위해서 스스로에 게 다음의 질문들을 해 보고 간단히 답을 적어 보세요. 필요하다면 가족이 나 주위 사람들에게 물어보세요.

- 건강에 대한 두려움이 내 기분이나 정신건강에 어떤 부정적인 영향을 미 쳤는가?

_____

_____

_____

- 원하는 만큼의 즐거움을 내 인생에서 얻고 있는가?

_____

_____

- 건강에 대한 우려에 모든 신경이 집중되어 포기했거나 잊어버리게 된 인생의 목적은 어떤 것인가?

- 건강에 대한 공포 때문에 직장이나 학교 또는 집에서 해야 할 일 중 어떤 것을 끝마치지 못했거나 실패한 경험이 있는가? 해야 할 일을 이행하지 못했거나 마무리 지어야 할 일에 최대한 노력을 기울이고 충분히 집중하지 못한 것은 무엇인가?

- 건강 불안이 내 배우자와의 관계에 문제를 일으킨 적이 있는가? 아이들이나 부모님 또는 형제자매들과는 어땠는가? 어떤 식이었나?

- 건강에 대한 공포감과 행동들이 내 인생에서 중요한 다른 사람들에게 어떤 영향을 미쳤는지 물어본다면 그들은 뭐라고 말하겠는가(만약 당신

이 잘 모르겠다면 그들에게 가서 직접 물어보세요)?

_____

_____

_____

- 건강 불안으로 인해 친구들과의 우정이나 동료관계에 문제가 일어난 적이 있는가?

_____

_____

_____

- 내가 건강에 대해 무서워하고, 의사에게 증상에 대해 불평하고 안심하는 말을 듣고 싶어 하기 때문에 주치의와의 관계에서 문제가 일어난 적이 있나? 의사를 바꿔야 하지 않을까라고 생각해 본 적이 있는가?

_____

_____

_____

- 정말로 필요한 것이 아니거나 유용하지 않았을 수도 있었던 약이나 검사 또는 진료에 돈을 지불했던 적이 있는가?

_____

_____

_____

• 내 건강 때문에 어떤 방식으로든 금전적인 영향이 있었는가?

_____

_____

_____

• 내 건강에 대해 생각하거나 관찰하거나 또는 자료를 찾아보느라 얼마만
큼의 노력을 들였는가?

_____

_____

_____

• 불안감을 이겨내기 위해 술을 마시거나 약물을 처방받거나 약을 사서
복용한 적이 있는가?

_____

_____

_____

• 건강 불안이 있는 어떤 사람들은 검사를 하고 진료를 하거나 전문의에
게 소견을 물어봤지만 확정적인 신체 질환을 찾지 못한 이력을 가지고
있는데, 이런 경우가 나에게 해당하는가? 만약 그렇다면 내가 염려하는
부분을 덜 심각하게 여겨서 의사가 놓치고 있을 가능성이 있는 것인가?

_____

_____

_____

- 건강에 대한 걱정 때문에 놓쳐 버린 중요한 상황, 예를 들어, 가족 모임
  이나 태어난 아기를 보러 병원에 가지 못한 적이 있는가?

  _____

  _____

  _____

- 내가 놓치고 지나간 작은 즐거움이 있는가(예: 축구경기를 보러 간다든지,
  뜨거운 커피 한 잔의 여유를 즐긴다든지, 가장 좋아하는 의학드라마를 텔레비
  전으로 본다든지 하는)?

  _____

  _____

  _____

되도록이면 구체적으로 답해 봅시다. 그냥 "내 아이들과의 관계는 엉망진
창입니다."라고 쓰지 말고 자세한 내용을 생각해 보세요. 얼마나 엉망진창
인가요? 아마도 당신은 아이들과 충분한 시간을 보내지 못할 것이고 그들
이 아프면 아이들을 피하거나 학교를 쉬게 할 것입니다. 당신 자신이 느끼
는 공포에 대해 이야기하기 시작할 때 아이들은 당신을 마치 제정신이 아
닌 것처럼 바라볼 수도 있고, 그들 자신도 점점 불안해질 수 있을 것입니
다. 이러한 종류의 구체적인 정보가 당신이 기록해야 할 내용입니다. 몇 장
에 걸쳐 적을 수도 있을 것입니다. 기억하세요. 당신이 지금 있는 곳과 당
신이 있고자 하는 곳의 틈이 크면 클수록 당신은 더 큰 동기를 찾을 것입니
다. 이 연습을 그냥 넘기지 마세요. 그렇게 하면 당신은 앞으로 몇 주 안에
이것 때문에 다시 고군분투할 것입니다. 투자를 하려는 생각과 인생이 더

나아질 수 있을 것이라는 믿음은 당신이 행동할 수 있도록 준비하게 해 주면서 변화에 도움이 되는 방향으로 상황을 반전시켜 줄 것입니다.

형준 씨가 이 연습을 끝마쳤을 때, 그는 왜 변화를 원하는지에 대한 여러 가지 이유를 생각해 볼 수 있었습니다. 다음은 형준 씨가 답한 예입니다.

내 건강에 대한 공포가 야기했던 몇 가지 문제

- 나는 캠핑 가는 것을 좋아했었다. 아내와 아이들이 텐트를 치는 동안 나는 장작으로 쓸 나무를 준비하곤 했다. 내 건강 불안 문제로 인해 우리 가족은 지난 4년 동안 그렇게 하지 못했다.
- 내 아이들은 병에 대한 두려움을 배워 가고 있다.
- 나는 우울해지고 있다.
- 집이 점점 허물어져 가고 있다. 왜냐하면 내가 집 수리와 유지 보수를 등한시하고 있기 때문이다.
- 아침에 셔츠와 넥타이를 입고 출근하러 가던 일이 그립다. 직장에 다닐 때는 무엇인가 가치 있는 일을 하고 있다는 기분이 들었다.
- 신문을 읽으면서 한 잔의 뜨거운 커피를 마시는 것이 이전에는 즐거웠었는데 이제는 커피 때문에 생기는 증상들이 너무나도 두렵다.
- 주치의가 나를 피하기 시작하고 있다는 생각이 든다. 내 주치의는 지난 두 번의 진료 날짜를 미루었다.
- 이제 혈압 걱정 없이 섹스를 즐길 수조차 없다(이전에는 정말 좋아했었는데).
- 건강과 안전을 위한 이런 모든 노력에도 불구하고, 점점 더 기분이 나빠진다.
- 내 친구들이 더 이상 우리 가족을 모임에 초대하지 않는다. 대개는 내 불

안중 때문에 모임에 가는 걸 취소해야 했고, 그렇지 않고 참석했을 때는 내가 끊임없이 질병통계를 이야기해서 사람들을 불편하게 만들었다.

건강 불안이 어떻게 당신의 삶을 방해하는지에 대해 더 이상 생각해 낼 수 없을 때 당신의 배우자나 가족 또는 가까운 친구들에게 그들이 가졌던 인상이나 의견을 나눠 달라고 부탁해 보세요. 아마 놀라게 될 것입니다. 형준 씨는 아내가 자신과 함께 소파에 끌어안고 앉아서 좋아하던 의학드라마를 보았던 시절을 그리워한다는 것을 알고 나서 충격을 받았습니다. 그는 그 일이 오래 전에 그들이 그만둔 일이라는 사실조차 깨닫지 못하고 있었습니다.

📝 연습: 더 밝은 미래

건강 불안으로 인해 당신이 치러야 하는 대가가 무엇인지에 대해 상당히 분명한 인식을 가졌으니, 건강 불안을 극복함으로써 어떤 이득을 얻을 수 있을지도 생각해 봅시다. 이 연습의 목표는 건강에 대해 더 이상 걱정할 필요가 없다면 삶이 어떻게 보이고 어떻게 느껴질지 마음속으로 그려 보는 것입니다. 이를 시작하기 위해 다음의 질문들을 곰곰이 생각해 보고 답을 적어 보세요.

• 내일 아침에 눈을 떴을 때 건강에 대한 어떤 걱정이나 염려가 없다면 당신의 삶이 어떻게 달리 보일까요?

_____

_____

• 만약 당신의 신체감각들(예: 식욕 변화, 가슴의 두근거림 또는 호흡곤란)이 당신에게 전혀 걱정을 끼칠 만한 것이 아닌 사소하고 문제가 없는 것 때문이었다면 이 사실이 당신에게 어떤 의미가 있을까요?

_____

_____

_____

• 왜 이 책을 읽기로 결심하였으며 지금까지 읽고 있나요?

_____

_____

_____

• 만약 당신이 더 이상 건강에 대한 공포감에 따라 행동하지 않는다면 가족들이나 친한 친구들의 삶이 어떻게 달라질까요? 지금 건강 공포가 없다면 친구나 가족과 함께 어떤 활동을 하고 싶은가요?

_____

_____

_____

• 건강에 대한 어떤 걱정이나 염려도 없다면, 당신이 가질 수도 있는 여분의 시간이나 관심으로 인해 당신의 직업, 집안일, 애들 교육이 어떻게 덕을 볼 수 있을까요?

_____

_____

_____

- 건강 불안 때문에 당신이 금전적인 지출을 했었다면, 건강에 대해 불안

  하지 않게 될 때 그 돈을 어디에 쓰고 싶나요?

_____

_____

_____

- 지난 연습에서 당신이 놓쳤던 몇 가지 소소한 즐거움에 대해 열거했습

  니다. 갑자기 더 이상 건강에 대해 불안해하지 않게 된다면 이제 당신의

  삶 속에서 되돌리고 싶은 소소한 즐거움을 적어 보세요. 그 즐거움들은

  이전에 당신이 놓쳤다고 생각했던 것들과 똑같은 것일 수도 있고 아닐

  수도 있습니다.

_____

_____

_____

- 불안감을 다스리는 법을 배우게 된다면 당신의 신체적 건강이 어떻게

  이득을 볼 수 있을까요?

_____

_____

_____

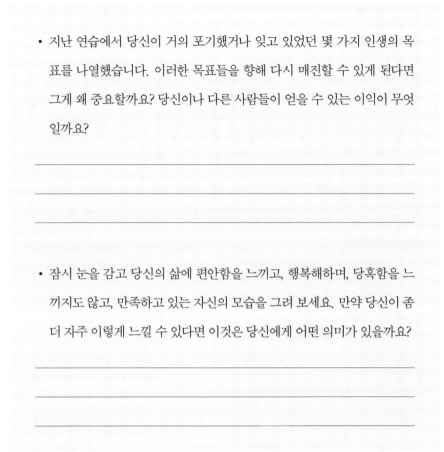

- 지난 연습에서 당신이 거의 포기했거나 잊고 있었던 몇 가지 인생의 목표를 나열했습니다. 이러한 목표들을 향해 다시 매진할 수 있게 된다면 그게 왜 중요할까요? 당신이나 다른 사람들이 얻을 수 있는 이익이 무엇일까요?

  _____

  _____

  _____

- 잠시 눈을 감고 당신의 삶에 편안함을 느끼고, 행복해하며, 당혹함을 느끼지도 않고, 만족하고 있는 자신의 모습을 그려 보세요. 만약 당신이 좀 더 자주 이렇게 느낄 수 있다면 이것은 당신에게 어떤 의미가 있을까요?

  _____

  _____

  _____

형준 씨는 이 연습이 이전 것보다 더 어려운 것 같다고 느꼈습니다. 그는 너무나 오랜 시간 동안 자신의 건강에 대해 불안해했기 때문에 그의 인생이 어떻게 달라질 수 있을지에 대해 거의 잊고 있었습니다. 약간의 노력을 더해서(예: 그 주변의 다른 사람들의 모습이나 텔레비전에 나온 사람들의 모습을 관찰하면서 평범한 삶이 어떤 모습을 가지고 있는지에 대해 주의를 기울였습니다), 형준 씨는 변화를 추구해야 할 많은 이유를 생각해 냈습니다. 다음은 그가 찾은 이유의 예들입니다.

내 인생이 어떻게 될 수 있을지

- 가족과 다른 사람들에게 좀 더 자주 미소 지을 수 있을 것이다.

- 아이들이 잠자리에 든 이후에, 소파에 앉아 아내를 끌어안고 함께 드라마 〈도깨비〉를 시청할 것이다.

- 직장을 그만둔 당시, 나는 꽤 많은 월급을 받고 있었다. 내가 다시 유사한 직책으로 복귀할 수 있다면 우리는 다시 가족여행을 떠날 수 있을 것이다.

- 우리가 돈에 대해 걱정할 필요가 없어지면 아내는 우리가 이전에 그랬던 것처럼 여름에 바비큐 파티를 크게 열어 그녀의 친척들을 모두 초대할 수 있을 것이다.

- 내 아이들은 좀 더 자신감이 넘치고 두려워하는 마음을 덜 가지며 자랄 것이다.

- 나는 다시 건강한 애정 생활을 영위할 수 있을 것이다.

- 나는 병원이나 노인정 또는 동물 보호소에서 자원봉사를 할 수 있을 것이다.

- 내가 조금만 덜 불안해하면(그리고 다시 직장에 복귀하면) 지금보다 훨씬 더 자신감이 넘칠 것이다. 결국, 나는 더 나은 직원, 동료, 남편, 아빠 그리고 친구가 될 것이다.

- 내가 이런 걱정들을 그만하게 되면 내 주치의가 너무나도 기뻐할 것이다.

건강 불안을 다스렸을 때 어떤 이득이 있을지에 대해 더 이상 생각이 나지 않는다면, 배우자나 친한 친구들 또는 친척들에게 그들의 의견을 나눠 달라고 부탁해 보십시오. 이제 마지막으로 당신의 대답들이 각각 왜 노력해 볼 만한 가치가 있는지 스스로에게 질문해 보는 시간을 잠시 가져 보세요. 예를 들어, 형준 씨는 건강한 애정 생활이 왜 그에게 중요한 일인지에 대해 생각해 보았습니다.

✍ **연습: 자, 이제 변화를 위해 얼마나 준비가 되어 있나요**

지난 두 가지의 연습을 해 본 이후 하루나 이틀이 지났다면, 당신의 반응을 다시 꼼꼼히 읽어 보는 시간을 가져 보세요. 이러한 준비된 상태에 대한 생각들을 마음속으로 하면서, 다음의 범주에서 내가 지금 현재 어느 위치에 있는지를 결정하십시오. 지난번처럼 정답은 없습니다. 그저 해당되는 숫자에 표시를 하십시오.

1	2	3	4	5	6	7
바꿀 수 있거나 바꿀 필요가 있는 것은 하나도 없다.	건강에 대한 과도한 불안감이 내게 어려움을 초래할 수도 있다.	건강에 대한 과도한 불안은 문제가 되긴 하지만, 아직 그걸 해결해 볼 준비가 되어 있지 않다.	앞으로 몇 달 내에 나의 건강 불안을 해소하기 위해 노력할 준비가 되어 있다.	지금 당장 나의 생각과 행동을 바꿀 준비가 되어 있다.	약간의 변화를 이루고 있다(예: 건강 불안에 대한 정보 수집)	건강에 대한 생각과 행동에 있어서 진정한 변화를 이미 만들고 있다.

당신에게 달렸어요

이 장을 읽기 시작한 이후 당신의 동기가 증가되었다는 사실을 알게 될 것입니다. 그 말은 변화에 대한 당신의 준비 정도가 7점 쪽으로 좀 더 가까이 움직였을지도 모른다는 말입니다. 이 장의 목표는 당신이 새로운 방식으로 적극적으로 행동하고 싶은 마음이 생기도록 하는 것이었습니다. 누군가가 당신에게 말했거나 요청했거나 또는 간절히 바라서 지금 이 책을 읽고 있는 것이라면, 당신은 변화 쪽으로 좀 더 가까이 다가서고 있는 자신의 모습을 발견할 수 있을지 모르지만 아직 충분히 준비되어 있지 않을 수 있습니다. 괜찮습니다! 이 책을 당신의 눈이 닿는 어느 곳에나 두고서 —침대 옆 탁자 위나, 냉장고 옆 또는 텔레비전 리모컨 아래 같은 곳에— 당신이 준비가 되었을 때 다시 집어 들어도 좋습니다. 변화를 기꺼이 행할 마음은 바로 당신으로부터 나와야 합니다. 오해하지 마세요. 당신이 사랑하는 누군가를 위해서 이렇게 하는 것이 가능하지 않다고 말하는 것이 아닙니다. 하지만 행동에 대한 선택은 바로 당신 자신이 해야만 합니다.

현실적인 목표 설정하기

변화를 추구할 마음이 좀 더 생겼으니(당신이 이제 막 생각해 냈던 변화를 시도하고 싶은 모든 중요한 이유만 바라보세요), 몇 가지 목표를 설정할 때가 되었습니다. 목표를 정하면 변화를 향해 매진할 때 동기 부여가 되고 집중이 될 것입니다.

비즈니스와 경영 분야만큼 목표 설정에 관해 잘 연구되고 세심히 계획되는 분야도 없습니다. 우리는 목표를 구체적이고(Specific), 측정 가능하며(Measurable), 성취 가능하고(Attainable), 관련되며(Relevant), 시기적절한(Timely) 것으로 —다른 말로 'SMART' 또는 'SMART 목표 설정'이라고 알려져 있는— 만드는 것의 중요성을 바로 그런 분야에서 배워왔습니다(Locke, 1968). SMART 방식은 간단하지만 강력하게 목표를 설정하는 방식입니다. 다음 절에서 우리는 당신이 가장 잘 달성할 수 있는 목표를 어떻게 설정할 수 있는지에 대해 논의할 것입니다.

■ 구체적인(Specific): 당신이 세운 목표가 매우 자세하고 분명해야 합니다. 목표가 자세하면 할수록, 그 목표를 향해 적극적으로 매진하고 있는지 그리

고 그것을 이뤄냈는지의 여부를 더 분명히 말할 수 있게 될 것입니다. 인환 씨의 예를 들어 보겠습니다. 처음에 그는 '덜 불안해하기'가 좋은 목표가 될 것이라고 생각했습니다. 이 목표를 좀 더 구체적으로 만들어 보라는 요청을 받았을 때, 그는 작고 좀 더 구체적인 목표들을 많이 떠올렸습니다. 예를 들어, '불안감을 다스리면서 증상이나 병에 대한 이야기가 포함된 오후 6시 뉴스를 매일 시청하기'와 같은 것들이었습니다. 인환 씨가 원래 설정했던 또 다른 애매한 목표의 예는 '내 심박수를 무시하기'였습니다. 조금 더 생각해 보니 인환 씨는 훨씬 더 구체적인 목표를 떠올릴 수 있었습니다. '심박수와 혈압을 일주일에 한 번만 체크하기'가 그 예입니다.

■ 측정 가능한(Measurable): 변화 및 결과를 측정할 수 있는 목표를 만들어 보세요. 이런 방식으로 스스로 얼마만큼의 진전을 이루었는지 확인할 수 있습니다. 목표가 구체적일수록 측정을 가능하게 하는 데 큰 도움이 됩니다. 다시 말하자면, 모호한 목표는 측정하기가 어렵습니다. '덜 불안해하기'와 같은 목표는 앞서 말한 것처럼 뜻이 모호하고 또한 측정하기 어렵습니다. 예를 들어, 목표에 반 정도 도달한 시점을 인환 씨가 어떻게 알 수 있을까요? 반면, 인환 씨가 찾아낸 좀 더 구체적인 목표들은 측정하기도 쉬웠습니다. 그는 자신의 성공을 뉴스를 시청하는 것으로 추적해 볼 수 있었는데, 매일매일 병에 대해 다룬 코너를 포함하는 뉴스를 보는 것을 측정할 수 있었습니다. 그는 또한 자신이 얼마나 자주 혈압과 맥박을 재고 있었는지도 측정할 수 있었습니다. 그의 주변에 있는 사람들도 그가 이전보다 더 자주 확인하는지 혹은 덜 재고 있는지 여부를 쉽게 확인해 줄 수 있었습니다.

■ 성취 가능한(Attainable): 당신 자신을 위해 설정한 목표는 당신에게 의미 있고 중요한 것이어야 합니다. 그렇기 때문에 목표가 어느 정도는 도전적인 것이

좋습니다. 반면, 이루지 못할 정도로 너무 힘든 목표를 설정한다면, 아마도 거기에 온전히 전념하지 못할 것입니다. 비록 좋은 의도로 시작했을지라도, 성취 가능하지 않은 목표들은 당신이 최선을 다하지 못하게 할 수도 있습니다. 이것이 목표를 당신이 직접 세워야 하는 또 다른 이유입니다. 당신의 배우자에게는 단순해 보이는 일일지라도 당신에게는 그렇지 않을 수가 있기 때문입니다. '의사에게 진료 받으러 가는 것을 그만두기'는 인환 씨에게는 성취 가능한 일이 아니었고, 아마도 대부분의 사람에게도 성취 가능하지도 바람직하지도 않을 일입니다. 왜냐하면 우리 모두 어느 시점에서는 의사에게 진료받으러 가야 하기 때문입니다. 결국 인환 씨에게 '6개월에 한 번씩 주치의와 진료를 예약하기'가 훨씬 더 합당하고 성취 가능한 것이었습니다. 이것이 인환 씨가 매진할 수 있는 일종의 목표였습니다(그 목표는 또한 구체적이고 측정 가능한 것이라는 점을 주목하십시오).

■ 관련된(Relevant): 여기서 관련되어 있다는 것의 의미는 건강 불안에 대한 구체적인 목표 하나하나가 미래에 대한 당신의 전망 그리고 개인적인 가치들과 관련이 있어야 한다는 뜻입니다. 예를 들어, 인환 씨는 자신의 미래에 가족 관계가 중심이 되길 바랐습니다. 건강 불안이 아니라 아내, 아이들 그리고 손주들이 그의 주된 관심사이기를 바랐던 것입니다. 인환 씨에게 있어서 '몸무게를 10kg 줄이는 것'은 비록 그것이 구체적이고 측정 가능하며 성취 가능하다고 할지라도 개인적으로 그다지 관련된 목표는 아닐 것입니다. 인환 씨와 좀 더 관련된 목표는 '매주 토요일 아침에 가족들과 함께 호수 주위를 산책할 수 있도록 점점 산책시간을 늘리며 체력을 키워 내기'였습니다.

■ 시기적절한(Timely): 각각의 목표를 위한 기간을 설정하십시오. 시간의 제한이 없다면 지금 당장 행동을 개시할 절박함이 없습니다. 약간의 단기 목표(몇 시간에서 몇 주 사이), 중기 목표(다가올 몇 달 안에) 그리고 장기 목표(몇 년에 걸쳐)를

세우는 것이 유용합니다. 인환 씨는 이러한 요건을 충족시킬 많은 목표를 세울 수 있었습니다. 예를 들어, '이번 주에 내 건강 불안에 관한 숙제를 하는 데 매일 삼십 분을 쓸 것(단기 목표)', '6층까지 걸어 올라갈 수 있을 때까지 매일 걸어 올라가는 계단의 개수를 매주 한 개씩 올리기(중기 목표)' 그리고 '내년부터 시작해서 한 달에 한 번씩 손주 학교에 자원봉사 하러 가기(장기 목표)'.

📝 연습: 당신의 SMART한 목표 리스트 만들기

다음의 줄칸이나 일기장에 건강 불안을 극복하기 위한 목표 목록을 작성하십시오. 5개에서 10개 사이의 단기, 중기 그리고 장기 목표를 생각해 보십시오. 이 장의 앞부분에 있었던 '더 밝은 미래'에 있었던 연습을 참고해 보세요. 구체적이고, 측정 가능하며, 성취 가능하고, 관련이 있으며, 시기적절한 목표에 집중해야 한다는 것을 꼭 기억하십시오.

단기 목표

1. _____

2. _____

3. _____

4. _____

5. _____

중기 목표

1. _____

2. _____

3. _____

4. _____

5. _____

장기 목표

1. _____

2. _____

3. _____

4. _____

5. _____

치료할 때 전문가의 도움이 필요할까요

이 책을 여기까지 읽은 것을 보니, 당신은 어떤 변화를 만들고 건강 불안에 도전해 볼 준비가 되어 있는 것처럼 보입니다. 우리가 이전에 말했던 것처럼 당신은 혼자서 또는 당신을 지지해 주는 사람과 함께, 아니면 전문가의 도움을 받아 이 자료를 다 읽어 볼 수 있습니다. 물론 선택은 당신의 몫입니다. 많은 사람은 자가치료 자료로부터 상당한 도움을 얻을 수 있습니다. 그러나 치료할 때 전문가의 도움을 받는 것을 고려해 봐야 할 상황도 있습니다.

만약 다음과 같은 경우라면 전문가와의 상담을 고려해 보세요
- 우울증이나 약물 사용 문제와 같은 좀 더 긴박한 심리적 장애가 있을지도

모른다는 생각이 든다.

- 이 책에 등장하는 개념들이나 표현들이 다소 어렵게 느껴져, 경험이 있는 누군가가 이 책을 다 읽는 것을 도와주면 좋겠다.

- 책임감을 유지하도록 도움을 줄 누군가가 필요하고 그래야 숙제로 나온 과제를 다 이행할 수 있을 것 같은 기분이 든다.

- 아직 의사에게 증상을 확인받지 못했다.

- 이 책을 정독하고, 모든 연습을 열심히 따라 하고 있지만 나아지지 않는 것 같은(당신의 목표를 향해 가고 있지 않는) 기분이 든다. 당신이 건강 불안을 안고 살아 온 세월은 수년 동안이었을 것이고, 그럴 경우에 증상이 완전히 또는 갑자기 사라지기를 기대하는 것이 비현실적이라는 사실을 기억해 봅니다. 이 책에 있는 모든 자료를 다 읽고 6개월 또는 그 이상의 기간 동안 규칙적으로 연습을 해 왔다면, 당신의 단기 또는 중기 목표 중 상당수가 충족되기를 마땅히 기대해야 합니다. 만약 그렇지 않다면 아마도 전문가의 의견을 구할 시간이 된 것입니다.

당신의 건강 불안 치료를 도와 함께 힘써 줄 많은 의료인이 있습니다. 이러한 전문가들에는 정신건강의학과 의사, 심리학자 또는 다른 의료 전문가들이 포함될 수 있습니다. 가장 중요한 점은 그 전문가가 불안과 관련된 문제들, 특히 효과가 입증되어 왔던 전략들을 사용하여 건강 불안을 치료를 해 본 경험을 가지고 있는지 분명히 알아보는 것입니다. 이러한 전략들은 3장과 4장에 설명되어 있는 인지행동적 접근법들을 포함합니다.

🔍 요약해 보면

　건강 불안이 당신 자신과 다른 사람들에게 끼치는 피해를 개략적으로 기술했고, 더 나은 미래에 대해 전망해 보았으며, 기꺼이 변화할 마음의 준비가 얼마만큼인지도 측정했고, 목표도 설정했으며, 스스로 서약도 했습니다. 이제 당신은 변화를 맞이할 준비가 되어 있습니다. 3장에서는 생각이 당신의 건강에 대한 불안감에 얼마나 기여하는지에 대해 좀 더 알아볼 것입니다. 그리고 그것을 바꾸기 위해 어떻게 시작할지에 대해서도 알아볼 것입니다.

─ 03 ─
불안한 생각을 찾아내고 변화시키기

    이 장에서는 당신이 지닌 생각과 믿음에 대해 살펴보기 시작할 것입니다. 우리는 1장에서 불안한 생각이 어떻게 신체감각에 영향을 미치고, 주의를 끌며, 당신이 듣고 이해하는 것에 영향을 끼치고, 행동을 촉발시키는지에 대해 이야기했습니다. 불안한 생각은 건강 불안의 악순환 고리를 계속 굴리게 하고 특정한 방식으로 당신이 경험하게 만들 수도 있습니다.

    두려움이나 불안 같은 부정적인 감정들은 상황 그 자체 때문에 생기지는 않습니다. 오히려 우리가 상황을 해석하는 방식으로 인해 생겨납니다. 예를 들어, 해고를 당한 상황에서 한 사람은 '신이시여 감사합니다! 마침내 나에게도 수년 동안 열심히 불입하기만 했던 실업 급여를 신청할 기회가 생기게 되었구나. 이제 진정으로 애정을 쏟을 수 있는 새 직장을 찾는 동안 사용할 수 있을 거야'라고 생각할 수 있습니다. 똑같은 상황에서 다른 사람은 '이런 젠장, 나에게 일어날 수 있는 최악의 일이 벌어지고 말았군. 당장 이 난관을 해결해 나갈 방법이 하나도 없잖아'라고 생각할 수도 있습니다. 비록 두 가지의 예가 똑같은 상황일지라도 상황에 대한 서로 다른 두 개의 해석이 매우 다른 감정적 반응으로 이어질 수도 있는 것입니다. 희망적이거나 절망적인 두 사람의 서로 다른 반응은 상황에 대한 개인의 생각(해석)이 다르기 때문이라는 것을 알면 완벽하게 이해가 됩니다.

거의 모든 사람이 생각하면서 범하는 여러 가지 흔한 오류가 있습니다. 그렇지만 우리는 우리 자신이 범하는 오류, 편향 그리고 가정들을 알아채기가 어렵습니다. 수정이 필요하다는 사실을 모른다면 수정할 수 있는 기회란 아예 존재하시 않습니다. 예를 들어, 만약 누군가의 이름을 잘못 발음했다면, 누군가 고쳐 주지 않는 한 당신은 아마 계속해서 그렇게 발음할 것입니다. 일단 자신의 실수를 깨닫게 되면, 행동을 바꿀 수가 있습니다. 그렇긴 해도 때때로 잊어버리고 이전의 행동 방식에 다시 빠져들 수도 있습니다. 피곤하거나 서두르고 있을 때, 또는 다른 일로 정신이 팔려 있으면 특히 그럴 수 있습니다. 건강 불안에 대한 생각들도 마찬가지입니다. 즉, 오랫동안 해 오던 이전의 생각하던 습관으로 쉽게 빠져들 수가 있는 것입니다. 그렇다면 변화된 상태를 유지시키는 핵심은 무엇일까요? 발음하기 어려운 이름을 기억하는 방법과 똑같습니다. 바로 연습, 연습, 연습입니다!

생각이 건강 불안을 어떻게 더 심하게 만들까요

생각은 때로 불안을 야기하고, 또 때로는 그것을 유지시키는 기능을 하면서 건강 불안이 반복되는 것에 아주 핵심적인 역할을 합니다. 생각의 내용은 어느 정도 당신이 경험한 감각이나 증상에 의한 것이고, 또 어느 정도는 당신이 처했던 상황에 의해 결정될 것입니다.

건강 불안의 악순환

감정은 세 가지 요소로 구성되어 있습니다. 다름 아닌 무엇을 생각하는가, 무엇을 느끼는가, 그리고 무엇을 하는가(이것이 바로 우리의 생각, 감각 그리고 행동)입니다. 예를 들어, 불안감과 공포감은 전형적으로 불편한 몸의 느낌(두통, 메스꺼움 또는 가슴 두근거림 등), 위험이나 불행에 대한 예측('나는 심각한 병에 걸렸다'는 생각), 무익한 행동(중요한 활동들을 기피하기, 진료를 너무 자주 받기 또는 사소한 일로 사랑하는 사람과 언쟁하기 등)과 연관되어 있습니다. 불안감과 공포는 오히려 불안한 생각이나 불안한 몸의 느낌 그리고 불안한 행동에 의해 더 증폭되고 유지될 수 있으며 반대의 경우 또한 사실인 것 같습니다. 즉, 불안감과 공포감이 우리를 좀 더 부정적인 생각으로 이끌고, 불편한 느낌을 갖게 하며, 두려운 마음으로 행동하게 합니다.

우리가 두통이나 메스꺼움, 기침 또는 피부에 생긴 붉은 반점 같은 몸의 감각이나 증상을 알아차리게 될 때, '간염에 걸린 거 같아' '이거 뭔가 심각한 병의 전조일 수 있어' 또는 '이렇게 생긴 게 피부암 같은데'와 같은 불안한 생각들을 하기 시작할 수 있습니다. 불안한 생각은 감각 그 자체를 더 악화시킬 수도 있고, 그러한 감각들에 주의를 집중시킬 수도 있으며, '나한테는 항상 나쁜 일만 생겨!' '난 절대 건강해지지 못할 거야' '세상은 병균이나 병 같은 위험한 것들로 가득 차 있어'라거나 '뭔가가 정말 잘못됐는데 내 주치의는 나를 충분히 심각하게 봐 주지 않을 거야'와 같은 훨씬 더 불안한 생각들로 이어질 수도 있습니다.

불안을 야기하는 생각들은 몸의 증상에 관심을 더 두게 만들고 종종 불안과 관련된 행동을 일으키게 됩니다. 진료를 자주 받으러 간다든가, 인터넷으로 관련 자료를 찾아보고, 직장에 가지 않고 집에 있다거나, 누워서 자신의 맥박을 확인하는 행동이 이러한 예에 해당합니다. 이러한 행동들은 '진료실에 있으면 안전할 거야'라든가 '문제가 뭔지 꼭 발견하고 적절한 치료를 받을 거야'와 같이 일시적인 위로나 안도감을 주는 생각들로 이어질 수 있습니다. 그러나 결국 이런 행동들은 불안감이란 불씨를 꺼지지 않게 하는 경향이 있습니다. 이와 관련하여 4장에서는 건강 불안과 관련된 행동을 다룰 것입니다.

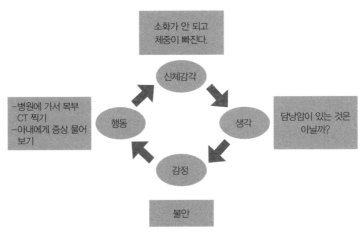

[그림 3-1] 건강 불안의 악순환[1]

건강 불안과 관련된 생각

살다 보면 걱정할 만한 일들이 너무나 많이 생깁니다. 건강 불안의 경우에는 불안한 생각을 크게 두 개의 범주로 나누어 볼 수 있습니다. 증상에 대한 생각과 상황에 대한 생각이 바로 그것입니다.

● **증상에 대한 불안한 생각**

몸의 감각(심장의 두근거림 같은)이나 증상(지속적인 기침 같은)에 대해 "어떻게 생각하는가?" 하는 방식이 당신이 느끼는 불안의 정도에 영향을 줍니다. 당근을

---

1   신체감각-생각-감정-행동의 관계를 설명하기 위해 역자가 추가하였음.

씻거나, 잡지를 읽는 동안 또는 뒷마당에 앉아 있는 동안에 심장이 갑자기 뛰는 것을 경험했다면, 당신은 '무엇인가 잘못되었다'고 생각할 수 있고 당신의 불안감은 점점 커질 것입니다. 반면, 조깅을 하거나 공원에서 개와 함께 달리다가 혹은 야한 상상을 하다가 같은 증상을 경험하게 된다면, '심장의 두근거림은 정상적인 것이다'라고 여기며 불안한 생각이나 불안이 증가하지 않을 것입니다. 물을 삼키다가 기도로 잘못 들어가서 기침을 하거나 숨이 막힌다면 일반적으로 심한 불안감은 일어나지 않습니다. 하지만 어떤 명백한 이유 없는 기침과 숨 막힘은 공포심을 불러일으킬 것입니다. 느끼는 감각은 똑같지만 단지 생각이 차이를 만들 뿐입니다.

▤ 연습: 증상에 대한 자동적 사고

건강에 대해 걱정을 불러일으키는 증상에 대해 생각해 보세요. 1장에 소개된 '신체감각 체크하기'란 연습을 참조할 수도 있습니다. 다음의 줄칸이나 일기장의 새 페이지에 당신이 두드러지게 느끼는 6~7개의 증상을 골라 써 보세요. 빈번하게 발생했거나 특별히 당신에게 두려움을 주었기 때문에 그 증상들이 눈에 띄었을 수 있습니다. 각각의 증상과 그에 동반되었던 불안한 생각을 하나씩 적어 보세요(하나의 증상에 여러 가지 생각이 동반되었을 수 있지만 지금은 그저 하나만 골라 적으세요). 여기 몇 가지 예가 있습니다.

증상: 목에 '덩어리'가 느껴진다.
생각: 우리 이모처럼 후두암이 생긴 건지도 몰라.
증상: 항상 피곤하다.
생각: 난 면역 체계가 약해서 모든 종류의 질병과 바이러스에 항상 노출되

어 있어.

1. 증상: _____

  생각: _____

2. 증상: _____

  생각: _____

3. 증상: _____

  생각: _____

4. 증상: _____

  생각: _____

5. 증상: _____

  생각: _____

6. 증상: _____

  생각: _____

7. 증상: _____

  생각: _____

책을 읽어 갈수록 당신은 이 연습이 얼마나 중요한지 알게 될 것입니다.

● **특정한 상황에서 생기는 불안한 생각**

불안감으로 인해 이전에는 없었던 새로운 증상이 생기고 더 심하게 되기도 하며 오래 가게 될 수도 있습니다. 예를 들어, 병균이 많은 곳에 다녀온 이후 더 예민해지고 두렵고 불편하게 느꼈을 때는 두통, 메스꺼움, 손의 축축함, 땀 흘림, 무력함, 안절부절못함 같은 독감과 유사한 증상이 쉽게 생깁니다. 그런 다음에는 이렇게 새롭게 생긴 증상으로 인해 당신은 훨씬 더 신경이 날카로운 상태가 될 수가 있습니다(새롭게 생긴 증상이 사실은 불안이 몸으로 표현되는 신체증상이라는 것을 이 책을 읽는 당신은 지금쯤은 알고 있을 것입니다). 건강 불안을 쉽게 느끼는 사람들에게 공통적으로 스트레스원이 되는 몇몇 상황에는 질병 발생에 대한 언론보도 시청, 식품 안전에 문제가 있다는 뉴스를 듣는 것, 병이나 질병에 대한 기사를 읽는 것, 친구나 가족 중에 아픈 사람이 생기는 것 그리고 의원 또는 병원에 가는 것들이 포함됩니다.

우리가 불편한 증상을 찾고자 하면 쉽게 그런 증상들을 찾을 수가 있습니다. 만약에 건강 관련 뉴스기사나 광고 또는 웹페이지를 본 후 관련된 증상이 있는지 자신의 몸을 검사하고 최근에 일련의 증상이 있었는지 되돌아본다면, 당신은 훨씬 쉽게 조금의 변화라도 눈치챌 수 있게 되고 마음속에 이미 그려진 그림에 맞춘 약간의 증거라도 기억할 수 있게 될 것입니다.

📝 연습: 불안을 야기하는 상황에서 자동적으로 떠오르는 생각

지난 1~2주에 걸쳐 불안감이 생겨나는 상황과 당신 자신의 건강에 대해 걱정하게 만들었던 상황이 있었는지 돌이켜 생각해 보세요(질병 발생에 대한 언론보도 시청, 식품 안전에 문제가 있다는 뉴스를 듣는 것, 병이나 질병에 대한 기사를 읽는 것, 친구나 가족 중에 아픈 사람이 생기는 것 그리고 의원 또는 병원에 가는 것 등). 다음의 줄칸이나 일기장의 새로운 페이지에 당신의 눈에 띄었던 상황 몇 가지를 기술해 보세요. 자주 일어나는 상황이나 특히 두려웠던 상황에 집중해 보세요. 각각의 상황마다 그때 동반되어 떠올랐던 불안한 생각 중 하나를 적어 보세요. 다음은 이에 대한 몇 가지의 예시입니다.

상황: 병원의 대기실에서
생각: 만약 의사가 내게 안 좋은 소식을 전하면, 난 완전히 무너지고 말 거야.
상황: 학교로 아이들 점심 자원봉사 나가서
생각: 이 아이들은 내 약한 면역 체계로는 감당이 안 되는 수백만 개의 병균과 바이러스를 지니고 있을 거야.

1. 상황: _____
   생각: _____
2. 상황: _____
   생각: _____
3. 상황: _____
   생각: _____
4. 상황: _____
   생각: _____
5. 상황: _____
   생각: _____

6. 상황: _____

   생각: _____

7. 상황: _____

   생각: _____

자신의 생각을 들여다보기

불안감을 불러일으키는 생각은 우리를 압도하는 큰 힘이 있습니다. 이러한 생각은 중단시키기도, 이견을 제시하기도, 멈추기도 너무나 어렵습니다. 불안한 생각이 이런 엄청난 영향력을 가질 수 있는 여러 이유가 존재하는데, 그중 하나가 바로 그 생각들이 가지고 있는 자동적인 성질입니다.

● 자동적 사고

불안한 생각들은 보통 '자동적'입니다. 이 말은 그러한 생각들이 반사적으로 너무나 빨리 떠올라서 의식하지도 못할 수 있다는 것입니다. 당신은 아마도 자신의 자동적인 사고에 의문을 제기하지 않을 것입니다. 그것들이 논리적이고 객관적으로 보이기 때문입니다. 다른 사람들이 "왜 그렇게 생각해?"라든가 "그거 좀 억지스러운 것 같지 않아?"라거나 "의사가 걱정할 필요가 없다고 한 일에 왜 그렇게 걱정을 하고 있는 건데?"라고 물었을 때, 당신은 의아해하거나 혼란스러울 수 있습니다. '왜 이런 일들을 걱정하고 있냐고?' 오히려 "어떻게 걱정하지 않을 수 있겠어?"라고 하는 것이 당신 입장에서는 더 맞는 질문일 것입니다. 불안한 생각은 너무나 자동적이고 무의식적이어서 100% 사실이 아닌 다른 것으로 생각하기 어려울 수 있습니다. 건강 불안을 가지고 있는 사람에게 우리가

"그 증상을 인지하기 시작했을 때(또는 그에 대한 정보를 찾아보기로 결심했을 때) 어떤 생각이 들었나요?"라고 물으면, 그들은 흔히 "아무 생각도 없었어요."라고 대답합니다. 스스로의 생각(또는 텔레비전이나 인터넷에 나와 있는 정보 혹은 신문기사)에 의문을 제기하기 전까지는 당신은 부정적인 어떤 것을 전혀 알아채지 못할 것입니다.

일단 당신의 생각에 주의를 기울이기 시작하면, 다시 말해 지금 자신이 무엇에 대해 생각하고 있는지 알아차리는 연습을 하다보면, 어느 정도 시간이 흐른 후에 불안을 일으키는 특정한 생각을 알아차릴 수 있을 것입니다. 그렇지만 자동적으로 생각하는 것이 너무 오래되어서 이것이 자연스러울 수도 있습니다. 예를 들어, 누군가가 오늘 아침에 토스트를 만들면서 무슨 생각을 했느냐고 물으면, 당신의 첫 반응은 아마도 "아무 생각 안 했는데요. 그냥 토스트만 만들었어요."일 것입니다. 그렇지만 만약 다음번에 토스트를 만들 때 당신이 무슨 생각을 하는지에 집중하게 된다면, 당신이 실제로 몇 가지 생각을 거의 반사적으로 하고 있다는 것을 알게 될 것입니다('냉장고에서 빵을 꺼내 볼까. 조심해야지, 콩 봉지를 넘어뜨리면 안 돼' 빵 봉지를 열고, '이런, 묶어 두는 걸 또 까먹었네. 꽁꽁 얼어 버렸잖아. 토스트를 하나만 해 먹을까, 두 개를 할까? 두 개 해야지' 빵을 토스터기에 넣고, '스위치를 아래로 누르고, 굽는 시간을 조금만 더 늘려 보면 어떨까? 바짝 구워지지 않은 토스트는 맛이 없지, 빵도 냉장고에서 꺼낸 지 얼마 안 됐고······.').

자동적인 사고는 실제로 우리 마음속에 하루 종일 가득 차 있습니다. 예를 들어, 당신이 등받이가 없는 벤치나 의자에 앉아 있을 때 당신이 앉은 자리에 등받이가 없다는 사실에 대해 의식적으로 생각하지는 않지만 뒤로 기대려다 넘어지지는 않습니다. 의자에 등받이가 없다는 사실을 어느 정도는 인지하고 있습니다. 당신이 하고 있는 어떤 생각들에 의문 제기를 시작하려면 우선 그 생각을 '알아채고' 확인해야 합니다. 이 장의 뒷부분에 이러한 목적으로 사용할 수 있는 생각 기록지를 제공할 것입니다.

● 상황 대 생각

처음에 사람들은 상황에 대한 객관적인 '사실'과 그 상황에 대한 자신의 '생각'을 구분하는 것을 어려워합니다. 우리의 생각과 해석 그리고 믿음을 엄연한 사실인 것처럼 여기는 이러한 경향은 매우 일반적인 것입니다. 하지만 심리학적으로는 정신적 오류이기도 합니다. 다음의 문장을 살펴봅시다. "제가 커피숍에 앉아 있었는데 주위에 있는 모든 사람이 건강했어요. 그 사람들은 모두 웃고 떠들고 있었거든요." 이 예시문을 보면 말하는 사람이 커피숍에 있는 모든 사람이 건강한 상태라는 것을 알 수 있는 근거가 전혀 없습니다. 가장 행복한 얼굴을 하고 있는 사람이 사실은 첫 번째 항암 치료를 시작하기 전에 차 한 잔을 마시려고 그곳에 들렀을 수도 있습니다. 반면, 당신이 거리에서 스쳐 지나갔던 가장 비참해 보이는 사람이 믿을 수 없을 만큼 건강할 수도 있습니다.

📝 연습: 실제 상황과 생각 구분하기

예시를 살펴봅시다. "나는 업무를 시작하기 전, 언제나 그렇듯 추위에 떨며 지친 채로 번잡한 커피숍에 앉아 있었습니다. 내 주위에 있는 모든 사람은 행복하고 건강했습니다."

앞의 예에서 **상황**은 관찰 가능한 사실로 제한됩니다(언제, 어디서, 누가라는 질문에 대한 대답처럼). '유리창 저편에 서 있는 사람은 무엇을 보게 될까요?'와 같은 질문에 대한 답을 한다고 생각해 보세요. 반면에, 생각 부분은 의견, 추측, 믿음과 같이 좀 더 주관적일 것입니다. 앞서 언급한 예를 상황과 생각으로 나누어 보면 다음과 같이 정리할 수 있을 것입니다.

상황: 업무를 시작하기 전 커피숍에 앉아 있음

생각: 나를 제외한 모든 사람이 나보다 나은 것 같다. 그들은 모두 건강하

고 행복해 보인다.

줄칸이나 노트/일기장에 다음의 문장을 상황과 생각으로 나누어 보세요.

1. 공항 바깥쪽에서 아내를 기다리며 내 차 안에 앉아 있었다. 아내는 지금까지 몇 시간이나 사람으로 가득 찬 비행기 안에서 병균이 가득하고 다른 사람들이 마셨던 공기를 호흡하고 있었다.

상황: _____

생각: _____

2. 얼굴이 빨개지는 게 느껴져 혈압을 재 봤더니 160/100이었다. 요즘 위험할 정도로 스트레스를 받고 있다.

상황: _____

생각: _____

3. 계절성 독감에 대한 예방 접종을 하는 것의 장점과 단점에 대해 토론하는 것을 뉴스에서 보았다. 어떤 사람도 100% 확신을 가지고 답변하지 못했다. 나는 접종을 해도 망하는 것이고 안 해도 망하는 것이다.

상황: _____

생각: _____

4. 지난 2주 내내 기침을 하고 있다. 이 증상으로 봤을 때 분명 보통의 감기가 아니다.

상황: _____

생각: _____

다음은 앞의 연습에 대한 답의 예입니다.

상황 1: 차 안에 앉아 있기

생각 1: 아내는 내가 있는 차 안으로 병균을 가져올 것이다. 비행기를 탔을
때 뭔가에 걸릴 가능성이 매우 높다.

상황 2: 혈압이 160/100을 가리킴

생각 2: 혈압이 160/100이면 항상 위험한 상황이다. 스트레스가 내 혈압을
상승시켰다. 스트레스는 위험한 것이다.

상황 3: 뉴스 시청하기

생각 3: 독감 예방 접종에 대한 '올바른' 답이 있다. 난 아직 그 정답을 찾지
못했다. 어쩌면 잘못된 선택을 한 것일 수 있고 그것은 위험할 수
있다.

상황 4: 2주에 걸쳐 기침하기

생각 4: 2주간 기침을 한다는 것은 그 기침이 감기 이상의 어떤 심각한 무엇
때문일 수 있다는 것을 의미한다.

우리의 일상 속에서 건강에 대한 불안한 생각이 생길 수 있는 여러 유형의 상황이 있다는 것을 알게 되었습니다. 이제 우리는 다음 단계로 넘어갈 준비가 된 것입니다.

편향된 생각의 유형

자동적인 생각에는 서로 다른 많은 유형이 존재합니다. 대부분의 경우 그러한 생각들은 심리적으로 유용한 역할을 하지만 어떤 때는 우리를 잘못된 결론으로 이끌기도 합니다. 보통 사람들은 나쁜 일이 일어날 가능성을 과대평가하고, 실제보다 더 비극적인 것처럼 상황을 잘못 해석하며, 당신의 믿음에 반론을 제기하는 정보보다 확신을 주는 정보에 더 관심을 쏟는 경향이 있습니다. 당신이 대부분의 평범한 사람과 같다면 당신도 아마 그럴 것입니다. 다음의 문단에서 불안감을 키울 수 있는 흔한 생각의 오류에 대해 논의할 것입니다.

● 확률계산 오류

확률 과대평가는 어떤 사건이나 결과가 실제보다 더 잘 일어날 것이라고 추정하는 것을 말합니다. 예를 들어, 지안 씨는 자신이 확진되지 않은 세균성 수막염에 걸려 있다는 강한 믿음을 갖고 있었습니다. 그녀는 세균성 수막염에 걸렸거나 걸리게 될 가능성이 100분의 1이라고 믿었습니다. 사실상 그럴 가능성은 훨씬 적습니다. 아마 33,000분의 1에서 100,000분의 1 사이의 어디쯤일 것입니다. 그녀는 자신이 병에 걸릴 위험성을 330에서 1,000% 정도 과대평가했습니다. 식당에서 제공하는 식기구를 사용하여 음식을 먹어도 대부분의 사람이 어떤 병도 생기지 않았음에도 불구하고, 어떤 사람들은 식당에 있는 식기구를 사용하는 것이 매우 위험한 행동이라고 생각합니다. '이런 건 위험한 경우가 많아'라는 생각이 과대평가의 예입니다. 과대평가의 이면이 과소평가인데, 건강 불안이 있는 사람들은 긍정적인 면을 과소평가하는 경향도 있습니다. 기침에 대한 있음직하지 않은 가능성(폐암, 급성 호흡곤란 증후군, 폐기종)을 과대평가하는 것뿐만 아니라, 가장 가능성 있는 후보군들(건조한 공기, 보통 감기, 알레르기)도 흔히 과소평가합니다. 당신의 질병이 있을 법하지 않지만 때로 그렇게 믿게 된 이유가 단지 '생각' 때문일 가능성은 없을까요? 당신이 의문을 제기하거나 무시했던 생각 중에서 좀 더 가능성 있는 것이 있습니까?

확률 과대평가와 과소평가는 우리가 어떤 특정한 사건이나 상황의 의미를 잘못 이해했을 때 일어납니다. 예를 들어, 평소 직장에서의 자신의 위치에 대해 불안감을 느끼고 있던 한 남자가 교통체증으로 인해 사무실에 5분 늦게 뛰어들어간 후 상사가 찾고 있다는 메모가 책상 위에 놓여 있는 것을 발견한 상황을 생각해 봅시다. 그는 아마 상사가 사무실에 와서 그가 지각을 한 사실을 알게 된 후 이제 그를 해고하려 한다고 생각할 수도 있습니다. 부정적인 생각의 사슬은 꼬리에 꼬리를 물어 이제 그의 마음속엔 아내가 아이들을 데리고 집을 나가 버리고, 집은 차압당하고, 부모님은 머무르고 있던 양로원에서 쫓겨나는 모습까지 떠오르게 됩니다. 당신은 이 불안한 남자가 마침내 자기가 가지고 있는 모든 용기를 끌어모아 상사의 사무실로 향할 때 그가 처한 마음의 상태를 상상해볼 수 있을 것입니다. 그 순간 그가 얼마나 잘못 판단하고 있는지는 중요하지가 않습니다. 그의 상사가 놓고 간 메모의 의미를 어떻게 해석했는가로 인해 그의 불안감이 더 큰 자리를 차지하게 될 것이기 때문입니다.

건강 불안을 가지고 있는 사람들은 모호한 정보의 의미를 손상이나 질병의 위험성을 암시하는 것으로 잘못 해석하는 경향이 있습니다. 지윤 씨의 경우를 살펴봅시다. 그녀는 어느 날 아들의 가방에서 유행병 대비책에 대한 메모를 발견했습니다. 그녀는 그것을 보자마자 학교가 자신이 모르는 어떤 것에 대해 알게 되었고 그녀의 아들이 일촉즉발의 위험에 처해 있으며, 가족 전체가 심각한 병을 앓게 될 거라고 생각했습니다.

● **파국적 사고**

사람들이 파국적 사고를 할 때, 그들은 어떤 일이 일어나면 그 결과가 매우 끔찍할 것이라고 과대평가하고 결과에 대처할 수 있는 자신들의 능력은 과소평가합니다. 그들은 결과가 실제보다 훨씬 더 심각하고 대단할 것이라고 추측합니다. 파국적 사고가 어떤 모습을 보이는지 다음의 예를 통해 살펴봅시다.

- 내가 간기에 걸리게 된다면 그것은 끔찍한 재앙이 될 거야.
- 토하게 된다면 아마 제대로 대처하지 못할 거야.
- 아이가 아프게 되면 잘 처리할 수 있을 거라는 생각이 아무래도 들지 않아.
- 불안감이 느껴질 때 의사의 진료를 받을 수 없다면 끔찍할 거야.

비록 이러한 생각들이 건강 불안이 높은 사람들에겐 불안을 불러일으킬 만한 것들이지만, 각각의 상황은 실제 보이는 것보다는 더 조절이 가능할 수 있습니다.

확증 편향

확증 편향이라는 용어는 우리 자신의 선입견을 뒷받침하는 방식으로 어떤 정보에 대해 조사하고 해석하고 기억하려 하는 일반적인 경향을 의미합니다. 사람들은 일부러 편향된 방식으로 생각하지 않으며 심지어 자신들이 그렇게 하고 있다는 것을 알지도 못합니다. 비행기를 타는 것을 두려워하는 사람들의 예를 들어보자면, 그들은 사고를 갑자기 의식하고는 최근에 발생했던 비행기 사고를 여러 개 말할 수도 있습니다. 그들은 안전사고에 대한 기사와 비행기 추락을 다룬 뉴스 프로그램을 기억해 낼 수도 있습니다. 이러한 현상을 선택적 기억이라고 부르는데, 자신의 믿음을 부정하는 정보를 떠올리는 것보다 뒷받침하는 정보를 더 쉽게 기억하기 때문입니다. 그 모든 정보는 비행기 여행이 본래 극도로 위험하다는 믿음과 일치합니다. 순조로이 진행되고 있는 비행은 무시되고 망각되며 제외됩니다.

건강 불안을 가지고 있는 사람들은 때때로 작고 구체적인 한 조각의 정보라도 선택적으로 기억할 수 있습니다(예: 의사가 당신의 검진 결과에 대해 좋은 소식을 전하면서 "어떤 검사도 100% 확실하다고 말할 수는 없지만……."이라고 하면 확실하지 않을 수 있다고 이야기한 그 부분만 선택적으로 기억할 수 있습니다). 당신은 주어진 상황, 대화내용 그리고 일련의 정보에 대한 당신의 기억이 정확한지에 대해 의문을 가질 수도 있습니다('내 생각에 의사가 발진이 일주일 정도 지나면 없어질 거라 다시 병원에 오지 않아도 된다고 말한 것 같지만 내가 잘못 들은 거라면 어떻게 하지? 아마 의사는 발진이 완전히 없어지면 내가 다시 병원에 올 필요가 없다고 말한 걸 거야. 아무래도 완전히 깨끗해지지 않으면 다시 진료를 받으러 오라는 말이겠지'와 같은 예가 그것입니다).

확증 편향은 개인적으로 매우 중요한 문제에 대해 특히 강력한 힘을 갖습니다. 우리가 감각이나 증상에 대해 생각할 때를 보면 이 말이 이해가 갑니다. 당신은 감각이나 증상이 지금 존재한다면 그것을 가장 잘 인지하고 그것에 대해 걱정하며 기억할 것입니다. 그렇지만 그것들이 사라지면 인지하지 못할 수도 있습니다. 이러한 현상을 선택적 주의라고 부릅니다. 건강에 대한 공포가 사실로 증명된 상황들은(예: 단 한 번 당신이 식중독에 걸린 것 같다고 생각했는데 그게 사실로 판명되었을 때) 기억이 될 것이고 앞으로 있을 불안한 생각들을 뒷받침해 줄 증거로 사용될 것입니다. 반면, 기우로 밝혀진 수십, 수백 또는 수천 번의 공포들은(두통이 심각한 어떤 것으로 밝혀지지 않았을 때나, 높은 혈압이 뇌졸중으로 이어지지 않았거나, 상점에 갔지만 공황 발작이 일어나지 않았던 경우처럼) 똑같은 중요도를 갖지 못하게 될 것입니다. 본질적으로 사람들은 불안해하거나 두려움을 느낄 때, 그들의 불안한 생각에 의구심을 갖거나 반론을 제기하는 정보보다 뒷받침해 주는 정보에 좀 더 주의를 기울이는 경향이 있습니다.

📝 연습: 생각의 편향 인지하기

다음에 제시된 사고 유형들은 사고의 오류라기보다는 사실처럼 보이는 것들입니다. 잠시 시간을 갖고 각각의 예가 확률계산 오류(과대평가 또는 과소평가), 파국적 사고, 확증 편향(선택적 기억과 주의) 중 어떤 것에 해당하는지 표시해 보세요. 하나 이상에 해당할 수도 있습니다.

1. 이 기침은 확실히 폐암의 증상이다.
2. 만약 딸아이가 병이 나면 나는 잘 대처하지 못할 것이다.
3. 사람들이 이 백신에 알레르기 반응을 보인다고 했던 간호사의 말이 특히 기억에 남는다.
4. 비만에 대한 모든 기사가 당뇨병과 심장 질환을 경고하고 있다.
5. 이렇게 끔찍한 두통에 대해 해가 없다는 설명이 하나도 없다.
6. 내 혈압이 상승하면, 뇌졸중이 오고 죽게 될 것이다.
7. 내 맥박은 항상 약하다.
8. 이러한 척추교정 운동은 나를 뻐근하고 아프게 한다. 내 등에 좋지 않은 게 분명하다.

정답

1. 확률 과대평가
2. 파국적 사고
3. 확증 편향
4. 확증 편향

5. 확률 과소평가

6. 파국적 사고

7. 확증 편향

8. 확률 과대평가

당신은 다른 사람들에 비해 생각의 오류가 덜한 편인가요

생각과 주의 그리고 기억의 편향에 대하여 지금까지 논의해 왔지만, '건강 불안을 가지고 있는 다른 사람들이 어떻게 이런 생각의 오류를 범하는지 알겠어. 하지만 나는 이런 종류의 오류를 범하지 않아. 나는 그저 다른 대부분의 사람에 비해 좀 더 경계심이 많을 뿐이야(아니면 좀 더 예민하거나, 잘 알아차리거나, 좀 더 지식이 많거나, 내 몸과 좀 더 조율이 잘 되거나, 병에 잘 걸리거나 등)'라고 생각하는 것은 상당히 일반적일 수 있습니다. 건강 불안이 있는 다른 사람들이 저지를 수 있는 실수를 우리가 지적할 수는 있겠지만, 우리 자신의 실수에 대해서는 어떠한가요? 불안감을 가지고 있는 많은 사람은 자신이 처한 상황이 다른 사람들과 다를 뿐이고, 자신의 생각이 불안감에 의해 과도하게 영향을 받은 것은 아니라고 부정하는 경향이 있습니다.

건강 불안이 있는 사람이 그렇지 않은 사람에 비해 자신의 생리감각을 더 잘 알고 판단하는 것이 가능할까요? 그렇지 않은 것 같습니다. 자신의 건강에 대해 걱정하고 감각을 모니터링하며 자신의 병에 지나치게 관심을 기울이는 사람들은 자신의 건강 상태나 위협의 심각성을 판단할 때, 다른 사람들에 비해 그다지 나을 것이 없다고 알려져 있습니다(Salkovskis, Warwick, & Deale, 2003). 당신 주
위에 있는 사람들이 그들의 몸을 잘 돌보지 않거나 병에 대해 충분히 신경을 쓰
지 않는 것처럼 보일 수도 있지만, 실제로 그들은 자신이 처한 환경에 잘 대처
해서 살아가고 있는 점을 보아 상당히 적응적으로 행동한다고 할 수 있습니다.

자신의 생각을 추적하기

행동을 기록하는 바로 그 행위가 행동의 빈도에 변화를 줄 수 있습니다. 예를
들어, 자신의 흡연 습관을 파악해 보라는 요청을 받은 사람들은 언제 어디서 얼
마나 자주 담배를 피웠는지 기록하면서 이전보다 담배를 덜 피우는 모습을 보
입니다(Karoly & Doyle, 1975). 마찬가지로, 몸무게, 칼로리, 식사, 간식 그리고 술
에 대해 파악하는 것이 소모되는 칼로리의 수치를 줄이는 데 기여할 수 있습니
다(Baker & Kirschenbaum, 1993). 너무 화가 나서 상대의 코에 주먹을 날리고 싶은
일이 일어났던 때의 상황은 어땠는지, 그리고 그때 당신은 어떤 생각을 하고 있
었는지를 기록하는 것은 당신으로 하여금 후려치고 싶은 마음을 덜 들게 만들
면서 자신의 반응을 달라지게 할 수 있습니다. 건강 불안을 줄이기 위해서는 건
강 불안에 관련된 자신의 생각을 확인하고, 그에 대해 이의를 제기하여 변화를
꾀하는 것이 중요합니다. 이 과정에서 해야 할 첫 번째 단계가 바로 자신의 생
각을 기록하는 것입니다.

생각은 가설(추정)입니다

지금까지 우리가 다룬 것을 주목해 보면, 건강에 대한 당신의 생각이나 걱정
들이 '전부 다' 잘못된 것이라고 어느 곳에서도 말하지 않았습니다. 그것들이

'모두' 부풀려졌고 잘못 해석되었다거나 지나치다고 말하지도 않았습니다. 건강 불안이 있는 많은 사람은 건강에 대한 걱정을 실제로 하고 있습니다. 우리는 절대 당신에게 건강에 대해 걱정하는 것을 완전히 멈추라든지, 모든 증상을 무시하라든지, 그저 긍정적으로 생각해 보라고 당부하지 않을 것입니다.

건강 불안에 관련되어 있든 그렇지 않든 우리의 모든 생각은 단지 생각(또는 아이디어, 추측이나 가설)일 뿐입니다. 우리의 믿음은 대체로 정확합니다. 수도꼭지를 열면 물이 나오기를 기대하고, 세탁기가 선풍기보다 더 비쌀 거라고 가정하며, 세탁소를 운영하는 사람이 섬유 세탁에 대해 우리보다 더 잘 알 것이라고 생각하는 것이 바로 그런 예입니다. 그러니 불안한 생각이 사실처럼 보이는 것도 당연한 것입니다. 왜냐하면 우리 생각의 많은 부분이 사실이기 때문입니다.

건강 불안에 대한 우리의 생각들은 너무나 강렬해서 의심할 여지가 없어 보입니다. 우리의 생각을 잘 주시하고, 기록하며, 면밀하게 살펴보기 시작할 때, 그 생각들은 처음에 보인 것과는 달리 사실이 아닐 때가 종종 있습니다. 건강에 관련하여 불안을 야기하는 흔한 생각을 하나 해 봅시다. 다음 밑줄 친 곳에 당신이 흔하게 걱정하는 어떤 증상이라도 써 보세요. '_____은 의심할 바 없이 심각한 병이나 질병에 대한 신호이다' 엄격히 말해서 이러한 부정적이고 무의식적인 생각이 항상 사실인 것은 아닙니다. 사실상 모든 증상은 그것이 두통이건, 배변습관의 변화이건, 손 떨림이건, 혹이건 간에 여러 가지 다른 방식으로 설명될 수 있습니다. 이러한 사실은 흔한 증상이건 흔하지 않은 증상이건 모두에 해당합니다. 보통 설명 자체는 해가 될 것이 없습니다.

그렇지만 부정적인 설명(생각)은 확실한 사실처럼 보일 수도 있다는 것이 문제입니다. 어떤 것이 사실이라고 믿고 그 믿음에 강한 감정까지 덧붙인다고 해서 그것이 사실이 되는 것은 아니지만, 건강 불안이 있는 많은 사람은 때때로 혹은 자주 '내 생각엔 병에 걸린 것 같아. 위험한 세균들이 도처에 널려 있어. 의사는 날 이해하지 못해. 검사 결과가 잘못되었어(완벽하지 못해 또는 확실치 않아). 난 다른 사람들에 비해 병에 더 잘 걸리는 것 같아. 어느 누구도 내 상태를 진지하게 봐 주지 않아'라거나 '난 곧 죽을 것 같아' 같은 생각들을 가지고 있습니다. 이 중에 당신에게 해당되는 말이 있나요? 당신이 가지고 있는 건강 불안에 이의를 제기해 보는 다음 단계는 당신이 겪고 있는 불안한 생각 중에 어느 것이 사실이고 어느 것이 단지 사실처럼 보이는지 알아보기 시작하는 것입니다. 이 단계를 하기 위해서는 건강과 관련하여 불안을 유발하는 생각들을 기록해 볼 필요가 있습니다. 다음 절들에서 그 생각을 지지하는 증거와 반대되는 증거를 어떻게 작성하고, 그런 다음 모든 증거를 고려한 생각을 어떻게 제안하는지에 대해 배우게 될 것입니다.

언제 자신의 생각을 기록해야 할까요

담배를 피우거나 음식을 먹는 것처럼 행동을 기록하는 것은 상당히 간단한 일입니다. 반면, 생각을 기록하는 것은 어려운 일일 수 있는데 그러한 생각들이 너무나 무의식적이어서 잘 인지되지 않기 때문입니다. 당신이 주의를 기울여야 할 순간이라는 것을 알려 주는 몇 가지 신호가 있습니다. 자신의 생각을 기록하기에 좋은 순간은 마음속에 분명하고 부정적인 변화가 의식될 때입니다. 예를 들어, 불안하고, 걱정되며, 두렵고, 공황상태에 빠지거나, 슬프고, 절망적인 생각이 든다고 느끼면 이때 떠오른 당신의 생각은 건강 불안과 관련되어 있다고 볼 수 있습니다.

자신의 생각을 기록하기에 유용한 다른 상황을 살펴보면, 걱정스럽게 만드는 건강 정보(뉴스기사와 같은)를 접하고 있거나, 건강에 대한 정보를 구하고 있는 자신의 모습(인터넷으로 증상에 대한 조사를 하는 것 같은)을 알아차리게 되거나, 아픈 것 같은 기분이 들거나, 가까운 지인이 아프다는 사실을 알게 되거나, 자신이 매사에 걱정이 너무 많다는 지적을 다른 사람들에게 듣게 되거나 또는 자신의 건강에 대해 불안감을 가지고 있는 모습을 보여 주는 행동(맥박을 재 본다든지, 자신의 변 상태를 확인해 본다든지, 대용량의 비타민제를 섭취한다든지 등)을 하는 경우가 있을 수 있습니다. 이러한 상황에 처해 있을 때, 당신의 생각이 건강 불안과 관련되어 있을 가능성이 매우 높습니다. 당신이 주목해서 적어 두어야 할 생각들이 바로 이러할 때 생기는 생각들입니다.

건강 불안에 영향을 미치는 생각을 알아채는 데 도움이 되는 질문

다음 연습에서 우리는 당신이 불안한 생각들과 좀 더 친숙해질 수 있도록 도움을 드릴 것입니다. 만약 이 장을 처음 시작한 이후 상당한 시간이 흘렀다면, 무엇을 찾아보아야 하는지 생각하면서 잠시 시간을 내어 지난 자료들을 다시 읽어 보세요. 당신에게 불안을 일으키는 어떤 생각과 예측은 무의식적으로 일어나는 것이어서 인지하기가 어렵다는 사실을 당신도 알고 있습니다. 불안을 야기하는 건강과 관련된 어떤 종류의 생각이 당신에게 영향을 미치는지를 알아보기 위해서는 좀 더 면밀한 주의를 기울일 필요가 있을 것입니다. 다음에 당신의 마음속에 무의식적으로 떠오르는 생각들을 확인하는 데 도움이 될 만한 몇 가지 질문이 있습니다.

- 지금 내가 무슨 생각을 하고 있지?
- 내가 두려워하는 일이 과연 일어날까? 그런 다음엔 어떻게 된다는 거지?
- 내 마음속에 어떤 무서운 이미지가 있나?
- 불안한 마음이 들기 바로 전에 무슨 일이 있었지?
- 불안한 마음이 들기 바로 전에 무슨 생각을 하고 있었지?

📝 연습: 불안한 생각 기록하기

불안한 생각을 기록하는 것은 감을 잡기 전에는 다소 복잡해 보일 수 있습니다. 걱정하지 마세요. 몇 가지 연습만 거치면 훨씬 쉬워질 것입니다. 하루에 적어도 하나의 불안한 생각에 대한 기록을 완성할 수 있도록 최선을 다해 보세요. 생각을 기록하는 것은 불안을 일으키는 생각과 예측을 알 수 있게 해 줄 뿐만 아니라 이러한 생각과 예측이 초래하는 기분의 변화를 확인할 수 있는 도구가 되어 줄 것입니다. 그것들은 당신에게 대안적인 생각과 예측, 생각에 관한 증거 그리고 현실적인 결론을 바라볼 수 있는 길이 되어 줄 것입니다. 이러한 과정은 종종 당신이 느끼는 감정의 강도를 변화시켜 줍니다. 생각 기록지를 스스로 만들어 볼 수도 있고 책에 있는 것을 복사해서 사용할 수도 있습니다. 각각의 생각 기록은 상당한 공간이 필요할 수 있으므로 하나의 기록 당 한 페이지 전체를 사용할 수도 있을 것입니다. 다음에 제시된 불안한 생각 기록지는 복사해서 사용할 수 있도록 공란으로 비워 둔 것입니다.

우선은, 첫 네 열을 완성해 보세요. 첫 번째 열에 요일과 시간을 쓰면서 시작해 봅시다. 두 번째 열에 간단히 상황을 있는 그대로 적어 보세요(만약 당신이 여기에 몇 단어 이상을 적는다면 아마도 객관적 상황이 아니라 자신의 주관적 생각을 기록하고 있을 것입니다). 다른 사람들이 그 상황이 찍힌 사진을 보고 있다거나 창을 통해 당신을 바라보고 있다면 이 상황을 어떻게 묘사할지 생각해 보면 도움이 됩니다. 세 번째 열에 당신이 하고 있는 불안한 생각과 예측을 기록해 보세요. 도중에 막히면 이 장의 앞부분에서 불안한 생각을 발견하기 위해 스스로에게 몇 가지 질문을 했던 사실을 기억해 보세요.

📝 **연습 : 불안한 생각 기록지**

요일 및 시간	상황	불안을 불러일으키는 생각과 예측	이전의 불안감 (0~100)	대안적인 생각	증거와 현실적인 결론	이후의 불안감 (0~100)

일단 떠올릴 수 있는 모든 생각을 다 적었으면 빠진 것이 있는지 다시 확인해 보세요. 이전에 표현해 본 적이 없었던 어떤 생각에 대해 지금 어떤 불안감을 경험하고 있습니까? 만약 그렇다면 지금 그 정보를 추가해 보세요. 당신이 하고 있는 생각이 '어리석게' 보인다거나 논리적으로 말이 안 된다고 느껴지더라도 당신의 대답을 걸러 내지 마세요. 당신이 하고 있는 모든 생각이 100% 객관적이고 타당했다면 아마 이 책을 읽지 않았을 것입니다. 네 번째 열에는 당신의 불안감의 정도를 0(전혀 불안감이 없다)에서 100(불안한 감정이 상상할 수 있는 만큼 강하다)의 범위 안에서 점수로 기록해 보세요. 지금은 그냥 맨 처음에 있는 네 열에 집중해서 매일 적어도 하나의 불안한 생각을 적도록 해 보세요. 다음은 첫 네 열이 다 채워진 예시입니다. 첫 네 열에 생각들을 기록하고 나면 이 장의 다음 절로 넘어가도록 합니다.

불안한 생각 기록지 예시(첫 네 열)			
요일 및 시간	상황	불안을 불러일으키는 생각과 예측	이전의 불안감 (0~100)
1월 9일 오전 8시 20분	아내를 데리러 가서 공항 바깥에 주차를 함	비행기 안은 위험한 세균으로 가득 차 있다. 난 곧 독감이나 다른 더 나쁜 병에 걸리게 될 것이다. 나는 면역체계가 약하다. 아내가 내 차 안으로 세균을 끌고 들어올 테니 난 곧 병에 걸리게 될 것이고 그것이 우리 사이를 틀어지게 만들 것이다. 아내는 택시를 타고 왔어야 했다. 아내는 자신이 그 모든 세균을 내 차 안에 가지고 오면 내가 불안해할 것이라는 사실을 알고 있다. 아내는 내가 아파도 상관하지 않는다. 다른 부부들은 그들의 배우자를 만나기 위해 공항 안으로 들어가지만 난 그게 너무나 두렵다.	85

불안한 생각에 이의를 제기하기

지금까지 이 장은 건강 불안에 관련된 생각과 예측이 어떻게 우리로 하여금 편향된 방식으로 세계를 경험하게 만드는지에 대해 초점을 맞춰 왔습니다. 우리가 불안하거나 걱정에 싸여 있거나 두려움에 떨고 있을 때, 생각은 그것이 사실인지 아닌지 상관없이 사실처럼 보일 수 있습니다. 이번 절에서는 증거를 모으고 사실상 당신의 생각이 사실인지 아닌지 의문을 제기하면서 사실과 가까운 대안적인 생각과 예측을 찾아보는 데 주안점을 둘 것입니다. 불안한 생각들이 애초에 당신이 생각했던 것만큼 사실이 아닐 수도 있다는 것을 발견하게 될 것입니다. 모든 불안한 생각이 다 잘못된 것이라고 말하는 것이 아닙니다. 예를 들어, 당신이 머리가 아플 때마다 메스꺼움을 느끼고 토했다면, 다음번에 당신이 머리가 아플 때 '나는 토하게 될 거야' 하고 생각하는 것은 아마도 현실성 있는 생각일 것입니다. 그러나 만약 당신이 머리가 아팠지만 토하지 않았던 때를 기억하고 있다면, 토하게 될 거라는 그 부정적인 생각은 100% 사실은 아닐 것입니다. 이번 절은 당신의 생각이 사실이라고 단순히 추측하는 것이 아니라 당신의 생각에 대한 대안을 생각해 보고 평가해 보는 것을 가르쳐 줄 것입니다.

불안한 생각에 이의를 제기하는 질문

이 장의 나머지 부분은 앞에 나온 불안한 생각 기록지의 나머지 세 열을 완성하는 데에 중점을 둘 것입니다. 다섯 번째 열에 있는 대안적인 생각과 예측을 떠올려 보는 것이 처음에는 어려울 수 있습니다. 다음의 질문들이 부정적인 생각에 이의를 제기하는 데 도움을 줄 것이며, 생각 기록지의 다섯 번째와 여섯 번째 열을 완성하는 데 유용할 것입니다.

- 이 생각이 사실인지 어떻게 알까?

- 내 생각과 예측이 실제로 맞아떨어지지 않았던 경험을 했던 적이 있었나?

- 내 불안한 생각이 100% 사실일까, 항상 100%?

- 이 생각과 예측이 실제로 일어날 것이라는 가능성은 현실적으로 몇 %나 될까?

- 전에 이것과 유사한 상황에 처한 적이 있었나? 무슨 일이 있었나?

- 이전에 이런 일이 일어난 적이 있었다면 지금과 다른 점은 무엇일까?

- 내가 지금 경험하고 있는 이 증상에 대한 다른 가능한 설명이 무엇일까?

- 최악의 상황이 발생한다면 실제로 얼마나 심각할까?

- 그 상황이 실제로 일어난다면 내가 어떻게 대처할 수 있을까?

- 친구가 이런 걱정을 가지고 있다면 내가 뭐라고 말해 줄 수 있을까?

- 심각한 건강 불안을 가지고 있지 않은 친구, 친척 또는 배우자가 내 상황에 처해 본다면 어떻게 생각할까?

이러한 모든 질문이 당신의 불안과 관련된 생각들에 유용하지는 않을 수 있습니다. 예를 들어, 만약 당신이 '난 곧 죽을 거야'라며 생각하고 있다면 '최악의 상황이 발생한다면 실제로 얼마나 나쁠 수 있을까?' 하고 스스로에게 묻는 것은 유용하지 않을 것입니다. 대신 더 유용한 질문은 '이 생각과 예측이 실제로 일어날 가능성은 현실적으로 몇 %나 될까?'가 될 것입니다. 반면, 만약 당신의 불안한 예측이 '감기에 걸릴 것 같은데'라면 '실제로 그게 얼마나 심각할 수 있을까?'가 유용한 질문이 될 수 있을 것입니다.

증거 모으기

이러한 중요한 질문을 스스로에게 하는 것은 대안적인 생각을 고안해 낼 수 있게 도움을 줄 뿐만 아니라(다섯 번째 열), 당신의 생각과 예측에 관한 핵심 증거를 당신에게 제공해 줄 것입니다. 그것은 당신의 불안한 생각을 뒷받침하는 증거와 그것에 반박하는 증거(여섯 번째 열)를 포함할 것입니다. 증거가 없으면, 당신이 갖고 있는 생각의 정확성을 평가하기가 불가능합니다. 직장에서 올해의 직원을 뽑는 일을 당신이 돕고 있다고 가정해 봅시다. 현우 씨가 "내가 올해 가장 우수한 영업사원이야!" 하고 말한다면 당신은 그 말을 믿을 것입니까? 수상자 목록에 자동으로 그를 올리고 일이 마무리된 것으로 여길 겁니까? 안 될 거 뭐 있나요? 당신은 현우 씨의 주장을 어떻게 평가하겠습니까? 아마도 당신은 현우 씨에게 증거를 제시하라고 요구할 것입니다. 과학자나 변호사 또는 판사가 그러하듯이 "증명해 보세요."라고 말할 것입니다.

현우 씨의 답변은 자신이 최고라는 주장이 실제로 옳은지 아닌지 결정하는 데 도움을 줄 것입니다. 만약 그가 "전 지난 4년 동안 지점에서 최고의 판매 실적을 올렸고 지난 2년 동안 회사 전체에서 가장 높은 실적을 올렸어요. 그리고 또 제가 가르친 수습사원 여덟 명 중 일곱 명이 각 분기당 그들의 동료들보다 성적이 우수했고, '이달의 세일즈맨'에서 저에 대한 특집 기사를 냈어요. 아, 이것 봐요. 여기 표지에 회사 셔츠를 입고 있는 제 사진이 나와 있잖아요."라는 답변을 했다면, 당신은 현우 씨의 주장이 사실이라고 확신할 것입니다. 당신은 그날 당장 그의 이름이 새겨진 상패를 보내 줄 것입니다!

반면, 만약 현우 씨가 "글쎄요, 제가 바로 최고이기 때문에 최고의 영업사원인 거지요."라고 말했다면, 그의 주장에 확신을 가지기 어려울 것이며 다른 직원들을 찾아보기 시작할 것입니다. 건강 불안과 관련된 생각들은 현우 씨의 생각처럼 "바로 ~하기 때문에" 사실처럼 보일 수가 있습니다. 당신은 다르게 알지 못하거나 항상 그러한 방식으로 생각해 왔기에 그것들이 사실이라고 믿을 수도 있습니다.

다음 연습에서 당신은 자신의 불안한 생각에 이의를 제기하기 시작할 것입니다. 처음에는 당신의 생각들이 그들 자신이 옳다고 '당신을 납득시키려고 하는 중이다'라고 여기는 것이 도움이 될 것입니다. 과학자나 변호사 또는 판사가 그 러듯이 당신은 이의를 제기하는 질문을 할 필요가 있습니다. 당신의 불안감에 게 그것을 증명해 보라고 하세요! 첫 네 열이 채워진 불안한 생각 기록지로 되 돌아가 보세요. 아직 다 채우지 못했다면 앞서 설명한 것을 참고해서 채울 수 있도록 자신에게 며칠간 여유를 주세요. 이것을 머릿속으로만 연습하는 것은 충분하지 않습니다. 대안적인 생각을 전개하는 것은 오랜 시간을 거쳐 배울 필 요가 있는 기술과 같습니다. 마치 피아노를 치거나 수학 문제를 풀어내는 깃처 럼 말입니다. 종이 위에 작성하는 것은 특히 초반에 이러한 기술을 연습할 수 있는 좋은 방법입니다. 약간의 연습을 한 다음에는 불안감이 일어나는 바로 그 순간 종이에 작성하지 않고 머릿속으로 생각하는 것만으로도 이러한 연습을 할 수 있을 것입니다.

📝 연습: 불안한 생각 기록지 완성하기

당신의 불안한 생각 기록지를 되돌아보면 각 상황마다 당신이 수많은 부정 적인 생각을 떠올릴 수 있었다는 사실을 아마 발견하게 될 것입니다. 이 연 습을 하는 데 어려움을 느낀다면, '건강 불안에 영향을 미치는 생각을 알아 채는 데 도움이 되는 질문'을 다룬 절(107쪽)로 돌아가서 각 상황마다 좀 더 많은 생각을 찾아 볼 수 있는지 살펴보세요.

사람들이 작성한 생각 기록지를 살펴보면, 거기에는 사람들이 느끼는 불안 에 가장 큰 원인이 될 법한 한 가지 생각이나 예측이 흔히 있습니다. 당신 의 건강 불안을 급증하게 만드는 이러한 가장 끔찍한 생각들은 '난 아무래 도 우리 아빠처럼 심장마비로 죽을 것 같아'라든가 '이 두통은 뇌졸중의 신호야' 와 같은 것들이며, 그러한 생각들은 당신이 느끼는 방식에도 영향을 미칩니다.

불편했던 때를 떠올려 보면서 자신에게 물어보세요. 그때 '내가 무슨 생각을 하고 있었지?'라고요.

이제 당신이 이전에 작성했던 네 열짜리 항목에 적은 생각으로 되돌아가 보세요. 그중 특히 어떤 생각이 당신에게 강한 느낌을 불러일으켰나요? 당신이 작성한 각각의 생각 중에서 강렬한 생각에 동그라미 표시를 해 두세요. 다음의 세 열은 이러한 가장 강렬한 생각 또는 예측과 관련된 내용으로 채울 것입니다.

다섯 번째 열에 같은 상황을 불안감 없이 또는 다른 있음직한 방식으로 설명할 수 있는 대안적인 생각을 기록하세요. 만약 당신이 가장 긴박하고 절박하며 고통스러운 생각에 대하여 대안적 생각을 떠올린 다음 현실적인 결론에 도달할 수 있다면, 불안감이 감소할 가능성이 많습니다(다음의 예 참조). 여섯 번째 열에 당신이 믿고 있는 불안한 생각을 옹호하는 증거와 반박하는 증거의 목록을 작성하세요. 증거뿐만 아니라 대안적인 생각과 예측도 가지게 되면 증거에 근거를 둔 좀 더 현실적이고 균형 잡힌 결론을 기록하세요. 좀 더 균형 잡힌 결론에 근거하여 일곱 번째 열에 당신의 불안감을 다시 평가해 보세요. 불안감의 강도가 변화를 보였나요? 만약 좀 더 객관적이고, 논리적이며, 믿을 만한 생각이 떠올랐다면 당신의 느낌은 그것을 반영할 것입니다. 갑자기 85%의 불안감에서 불안감을 전혀 느끼지 못했다는 수치로 갈 것이라고는 기대하지 마세요. 그렇지만 모든 범위의 가능한 해석과 생각을 고려해 본다면 당신의 부정적인 감정들은 덜 강렬할 것입니다. 매일 적어도 하나의 생각 기록지를 작성해 보세요.

작성이 완료된 불안한 생각 기록지의 예시가 다음에 제시되어 있습니다.

요일 및 시간	상황	불안을 불러일으키는 생각과 예측	이전의 불안감 (0~100)	대안적인 생각	증거와 현실적인 결론	이후의 불안감 (0~100)
1월 9일 오전 8시 20분	아내를 데리러 가서 공항 바깥에 주차를 함	비행기 안은 위험한 세균으로 가득 차 있다. 난 곧 독감이나 다른 더 나쁜 병에 걸리게 될 것이다. 나는 면역체계가 약하다. 아내가 내 차 안으로 세균을 끌고 들어올 테니 난 곧 병에 걸리고 그것이 우리 사이를 틀어지게 만들 것이다. 그녀는 택시를 타고 왔어야 했다, 아내는 그 차 안이 그 모든 세균을 내 차 안에 가지고 오면 내가 불안해할 것이라는 사실을 알고 있다. 아내는 내가 아파도 상관하지 않는다. 다른 부분들은 그들이 함께 배우자를 만나기 위해 공항 안으로 들어가는 게 너무나 두렵다.	85	아내는 아마 내가 보고 싶었을 것이고 그것이 나빠서 공항에 데리러 오라고 부탁한 이유일 것이다. 택시를 이용하는 것보다 내가 데리러 가는 것이 가격이 훨씬 저렴하고 편해서 아내가 나에게 부탁한 것이다. 아마도 사람들은 나만큼 세균에 대해 걱정하고 있는 것 같지 않다. 그리고 그들 대부분은 완벽하게 건강해 보인다. 아내는 나만큼 세균에 대해 걱정하지 않는다. 그래서 아마도 나와 함께 차에 있는 것이 위험적인 일이라고 여기지 않는 것 같다. 비행기를 타고 오는 것이 내가 생각하는 것만큼 세균 투성이는 아닌가 보다.	내 차를 세균으로 가득 채우는 것보다 훨씬 안전한 일이었을 것임에도 택시를 부르지 않았지만 아내는 그가 내 전에도 비행기를 탄 적이 있었지만 나는 실제로 그녀를 차으로 데리고 오면서 한 번도 병에 걸린 적이 없다. 아내가 나를 돕고 싶어서 이 책을 사 왔다. 내가 독감에 걸려 집에 있을 때, 아내는 밖으로 나가 장모님과 함께 점심식사를 했다. 그렇지만 나를 위해 수프와 티슈 그리고 아스피린을 사러 나가기도 했다. 현실적인 결론: 바로 그 일을 내가 두렵게 생각하지만, 집까지 태워다 달라는 아내의 부탁이 그녀가 내 건강에 대해 신경을 쓰지 않는다든지, 내가 그 일로 인해 결국 아프게 될 것을 의미하지는 않는다.	40

💡 문제 해결

이번 절에서는 이 장에서 설명된 인지적 전략들을 사용할 때 종종 제기되는 몇 가지 공통된 의문점에 대한 해결책을 안내합니다.

문제점	불안한 생각들을 정확히 찾아내는 데 어려움을 겪고 있다.
해결책	'건강 불안에 영향을 미치는 생각을 알아채는 데 도움이 되는 질문'을 자신에게 해 보자.
문제점	불안한 생각들을 반박할 수 있는 증거를 찾는 데 어려움을 겪고 있다.
해결책	• '불안한 생각에 이의를 제기하는 질문'을 자신에게 해 보자. 다른 사람들에게 지금 이 상황을 어떻게 바라보고 있는지 질문해 보자. • 과학자, 변호사 또는 판사가 그러는 것처럼 상황을 바라보자. • 당신의 건강 불안이 100% 사실이라는 것에 의문을 제기할 만한 티끌만큼의 증거가 여전히 떠오르지 않는다면, 그것은 아마도 옳을지도 모른다.
문제점	불안한 생각에 대한 기록지를 다 작성했지만, 불안감의 강도가 바뀌지 않았다.
해결책	당신은 자신이 제시한 대안적인 생각과 예측을 신뢰하지 않을 수도 있다. 재확인: 가장 강렬하게 마음을 불편하게 하는 생각에 이의를 제기했나? 다른 생각이나 예측이 있는데 알아채지 못한 것이 있었나? 만약 그랬다면 그 새로운 생각에 이의를 제기하면서 새로운 기록지를 잘 검토해 보자.

🔍 **요약해 보면**

이 장에서 당신은 어떻게 생각이 자신의 기분을 더 나쁘게 만들 수 있는지와 불안한 생각의 일반적인 유형 그리고 불안한 생각이 작용을 할 것 같은 상황에 대하여 배웠습니다. 당신은 건강과 관련된 불안을 일으키는 생각과 예측을 어떻게 확인하는지에 대하여 배웠고 그것들을 변화시키는 과정을 숙달하기 시작했습니다. 불안한 생각이 자연스러운 것으로 습관화되기 전에 그것을 전환시키는 능력은 규칙적인 연습이 필요합니다. 이 책의 나머지 부분을 차근차근 다 살펴보면서 매일매일 적어도 하나의 불안한 생각 기록지를 계속해서 작성하거나, 건강에 대해 불안감이 생기는 일화가 생길 때마다 작성하도록 하세요. 당신은 4장에서 건강 불안을 다루는 또 다른 필수적인 기술을 연마할 것입니다.

04
불안한 행동을 확인하고 변화시키기

잠시 기억을 더듬어 지금은 더 이상 그로 인해 괴로움을 겪고 있지는 않지만 한때 어떤 특별한 사물이나 상황에 대해 비이성적인 공포감을 갖고 있었던 시절을 떠올려 봅시다. 예를 들어, 어린아이였을 때 어릿광대를 보면 공포감이 들었나요? 아니면 지금의 배우자를 만나 처음 몇 번 데이트를 할 때 매우 긴장했었나요? 맨 처음 스키를 탔을 때 공포심을 경험했었나요? 아니면 수영이나 운전을 처음 할 때 그랬나요? 지금은 더 이상 그렇지 않지만 한때 당신에게 공포감을 주었던 어떤 상황이나 대상을 떠올려 볼 수 있나요? 만약 그런 게 있다면 어떻게 그 공포감을 극복했나요? 당신이 좀 더 편안하게 느낄 수 있도록 만들어 준 뭔가가 있었나요?

자, 이제 고양이를 극도로 무서워하는 지영이라는 이름의 친한 친구가 있다고 가정해 봅시다. 그녀는 무슨 수를 써서라도 고양이와 마주치는 것을 피하고, 심지어 고양이를 우연찮게 마주칠 수 있는 장소도 피합니다(고양이를 기르고 있는 친구의 집이나 애완동물 가게 앞을 지나가는 것 그리고 동네에서 산책을 하는 것 등). 집을 나서기 전에 항상 지영 씨는 남편에게 근처에 고양이가 있는지 살펴봐 달라고 부탁합니다. 만약 그녀의 집 밖에 고양이가 있으면 지영 씨가 차까지 걸어가기 전에 남편이 고양이를 쫓아내야 합니다. 고양이에 대한 그녀의 이런 공포심은 거의 20년 이상이나 되었고 전혀 나아질 기미가 없습니다. 고양이에 대한 지영 씨의 공포가 왜 이렇게도 오랫동안 지속되고 있다고 생각하나요? 무엇이 지영 씨로 하여금 고양이에 대한 공포감을 (본의 아니게) 그대로 살아 있게 하는 걸까요? 고양이 공포를 극복할 만한 어떤 전략을 지영 씨에게 추천해 줄 건가요?

이러한 시나리오는 당신이 가지고 있는 공포와 불안감을 줄이는 데 사용할 수 있는 전략뿐만 아니라, 공포를 오랫동안 유지시켜 온 행동이 어떤 것인지 살펴볼 수 있는 기회도 줍니다. 당신이 짐작한 것처럼 공포감을 일으키는 상황을 피하는 것은 오히려 그 공포를 장기적으로 살아 숨 쉬게 만들어 주지만, 공포감에 직면하는 것은 그것을 줄이는 강력한 방식인 것입니다. 실제로 정신건강에 대한 1999년의 한 보고서는 '치료에 있어서 필수적인 요소는 불안을 불러일으키는 자극과 상황에 대한 노출을 증가시키는 것'이라는 결론을 내렸습니다(U.S. Department of Health and Human Services, 1999, 241). 뿐만 아니라, 50년 이상 거슬러 올라간 수백 개의 연구는 두려움에 더 자주 맞설수록 우리를 무섭게 만드는 일을 하기가 더 쉬워지게 된다는 사실을 보여 주고 있습니다(Moscovitch, Antory, & Swinson, 2009).

다시 말해서, 만약 과거에 겪었던 공포를 당신이 이겨냈다면 당신이 두려워했던 일을 억지로 함으로써 그에 대한 공포감이 줄어들었을 가능성이 높습니다. 마찬가지로 고양이와 함께 더 많은 시간을 보내는 것이 지영 씨가 가진 고양이 공포증을 줄여 줄 것입니다. 이 장은 이러한 원칙들을 당신의 건강 불안에 적용하고, 자신의 행동에 변화를 줌으로써 공포감을 줄이는 전략들을 가르칠 것입니다.

건강 불안을 일으키는 행동

3장에서 우리의 생각이나 믿음이 특정한 상황에서 불안감을 경험할지 말지에 어떻게 영향을 미치는지에 대하여 논의했습니다. 예를 들어, 심장이 두근거리는 것이 심근 경색의 전조라고 믿고 있다면, 완벽하게 무해한 이유(예: 방금 전에 계단을 뛰어 올라왔다거나, 커피를 너무 마셨다거나)로 심장이 두근거리더라도 불안감을 경험하게 될 것입니다. 만약 잘못된 불안한 믿음이 불안감을 지속하게 만드는 원인이라면, 그러한 믿음들이 실제로 일어나지 않는 것을 반복적으로 봐왔으면서도 왜 오랫동안 당신의 불안한 믿음이 근본적인 변화를 보이지 않는 것인지 당신은 궁금해질 것입니다. 해답은 바로 그러한 생각에 당신이 어떻게 반응하는가, 즉 당신의 행동과 관련이 있습니다. 두려운 상황을 계속 피하기만 하면, 두려운 상황이 실제로는 안전하다는 사실을 절대 배우지 못하기 때문에 불안한 믿음이 계속되는 것입니다. 마찬가지로 잠재적인 위험으로부터(진짜 위험이 없다 하더라도) 자신을 보호하기 위해 미리 조치를 취한다면, 그러한 조치(안전행동)가 불필요한 일이었다는 사실도 절대 배우지 못하고 불안을 야기하는 생각에 의문을 품지도 못할 것입니다. 이제 우리는 안전행동과 회피행동의 역할에 대해 좀 더 자세히 다룰 것입니다.

안전행동

안전행동은 두려운 상황에서 안전하게 느끼기 위해 또는 잠재적 위험으로부터 자신을 보호하기 위해 우리가 하는 행동입니다. 고도의 건강 불안을 가지고 있는 사람들이 종종 사용하는 안전행동의 예는 다음과 같습니다.

- 가족과 친구들로부터 안심시켜 주는 대답을 들으려고 하기. 예를 들어, 자

신이 가지고 있는 증상의 의미에 대해 다음과 같은 질문을 하거나("나 지금 어지러운데 네 생각엔 왜 그런 것 같아?"), 자신의 증상을 그들의 증상과 비교하 거나("눈 뒤쪽에서 심한 통증이 느껴져. 너도 그런 적 있니?"), 자신의 증상을 그들 에게 확인해 달라고 요청하기("네 생각에 내 팔 위에 난 이 점이 암처럼 보이지 않 니?") 등

- 의사로부터 안심시켜 주는 대답을 들으려고 하기
- 의학 시적이나 인터넷 또는 대중매체(텔레비전에서 하는 의학 쇼 같은)에서 안 심할 수 있는 정보 찾기
- 자주 불필요한 검사를 해 달라고 하기
- 통증, 심장의 두근거림, 어지러움, 몽롱함과 같은 신체증상을 모니터하기
- 혈압의 상승, 몸무게 변화 또는 특이한 통증, 혹 또는 발진과 같은 몸의 신 체적 변화를 확인하기
- 음식에 대한 엄격한 규칙을 따르기(브로콜리가 암 발생의 위험을 줄인다는 언론 매체 보도에 근거하여 매일 브로콜리를 먹기 등)
- 운동이나 다른 건강에 관련된 행동에 과도하게 엄격한 규칙을 세우고 따 라 하기
- 피부암을 예방하기 위해 햇빛에 대한 노출을 완전하게 차단하기
- 병에 걸리지 않기 위해 하루에도 수십 번 손을 씻기

적당하기만 하면 이런 행동들은 상당히 유용합니다. 예를 들어, 균형 잡힌 식 사를 하려고 노력하고 규칙적으로 운동을 하며, 1년에 한 번씩 건강 검진을 하 는 등의 일은 아무런 문제가 없습니다. 앞에 제시된 행동들은 지나칠 때만 문제 가 되는 것입니다. 극단으로 치달았을 때 이런 행동들은 불필요하고, 시간 소모 가 크며, 돈이 많이 들고, 심지어는 위험할 가능성도 있습니다. 게다가 그런 행 동이 당신의 불안감을 계속 유지하게 만듭니다. 이런 행동을 하고 있으면 그것

들이 필요한 일이라는 생각이 강화될 수 있습니다. 남편이 고양이가 있는지 확인하고 지영 씨를 안심시켜 주기 때문에, 남편이 그 일을 할 필요가 있다는 믿음이 지영 씨에게 더 강화되는 것과 대체로 같은 이치인 것입니다.

📝 연습: 안전행동 확인하기

다음의 줄칸 또는 일기장, 노트에 불안감을 줄이기 위해서, 병 증상을 확인하기 위해서 또는 병을 예방하기 위해서 당신이 사용하는 안전행동의 목록을 적어 보세요. 각각의 안전행동을 얼마나 자주 하고 그 행동을 하는 데 얼마만큼의 시간이 걸리는지를 메모해 두세요. 가장 문제가 되는 안전행동은 빈번하고 시간을 많이 허비하게 만들거나 당신의 일상생활을 심각하게 방해하는 것들입니다. 당신이 1장에서 작성했던 건강 불안을 일으키는 행동 목록을 다시 참조하면 도움이 될 것입니다.

_____

_____

_____

_____

_____

_____

_____

_____

_____

회피행동

공포나 불안감을 불러일으키는 상황을 피하는 것은 너무나도 자연스러운 일입니다. 우리는 일어날 수 있는 위험으로부터 우리를 보호하기 위해서 이런 행동을 합니다. 사실상 회피하는 것은 여러 가지 상황에서 완전히 수긍이 갈 만한 행동입니다. 예를 들어, 자신의 집 앞에서 총소리가 들렸다면 대부분의 사람은 현관문을 여는 것을 피할 것입니다. 마찬가지로 많은 사람이 그들을 지속적으로 깔아뭉개는 지인들과 시간을 보내는 것을 (현명하게) 피합니다. 그렇지만 회피행동이 항상 유용한 것은 아닙니다. 특히 실제적인 위협이 전혀 없는 상황에서는 더욱 그렇습니다. 회피행동은 안전행동처럼 단기적으로는 불안감과 두려움을 줄이는 데 도움이 될 수 있습니다. 그렇지만 두려움을 일으키는 자극을 피하는 것은 장기적으로는 그 공포감을 계속 유지시켜 주는 역할을 합니다.

장기적으로 불안감을 유지시키는 세 가지의 일반적인 회피 유형이 있습니다. 첫째는 **상황 회피**로, 외부의 대상, 장소 또는 상황을 회피하는 것이 여기에 속합니다. 불안감을 가지고 있는 사람들이 피할 수 있는 상황의 예는 다음과 같습니다.

- 건강검진이나 수술을 하기 위해 의사를 만나기
- 병원에서 검사받기
- 친구 문병하러 가기
- 두려워하는 질병을 전문적으로 다루는 병원을 방문하기(예: 암 전문 병원 등)
- 책이나 인터넷에서 건강 문제를 다룬 기사를 읽기
- 텔레비전으로 의학 프로그램을 시청하기
- 다른 사람과 건강, 병 또는 특히 두려워하는 질병에 대한 이야기 나누기
- 오염되었을 수도 있다고 믿는 물건 만지기(공중 화장실 이용하기 등)

- 병을 일으킬 수도 있다고 믿는 음식을 먹기(고기를 먹거나 수돗물을 마시는 것
등)
- 죽음과 결부된 상황에 자신을 노출시키기(장례식에 참석하거나, 부고를 읽는
것 등)

둘째는 건강 불안이 높은 사람들 사이에서 흔하게 나타나는 증상 회피로, 심
장의 두근거림이나 어지럼증, 호흡곤란 등과 같은 두려운 신체감각을 회피하
는 것입니다. 자신의 건강에 대해 불안감을 가지고 있는 사람들은 그들이 위험
하다고 믿는 신체증상이 나타날 때 불안감을 자주 경험합니다. 예를 들어, 어
지러움이 뇌졸중의 전조증상으로 잘못 이해되면 불안감을 불러일으킬 수 있는
것과 같습니다. 두통도 뇌종양으로 잘못 해석되면 끔찍할 수 있습니다. 건강
불안이 있는 사람들은 두려워하는 증상이 자신에게 나타나는지 자주 그들의
몸 상태를 점검하면서도, 한편으로는 자신이 두려워하는 증상을 경험하지 않
으려고 부단히 애쓰는 모습을 보이기도 합니다. 증상 회피에 대한 예는 다음과
같습니다.

- 두려워하는 증상을 야기할 수 있는 음식. 예를 들어, 땀을 흘리게 만드는
음식(매운 음식)이나 가슴을 두근거리게 하는 음식(커피)을 피하기
- 신체운동, 경기, 섹스 또는 다른 자극적인 활동들을 피하기
- 너무 덥거나 답답한 장소를 피하기
- 신체적인 자극이 되는 증상을 일으키는 스트레스가 많은 상황을 피하기
- 무서운 영화, 갈등 상황, 축하하는 자리 또는 다른 강한 감정을 불러일으
키는 활동을 피하기

셋째는 인지적 회피로, 이것은 불안감을 촉발시키는 생각이나 이미지를 회피

하는 것을 말합니다. 고도의 불안감을 경험한 사람들은 그러한 불안감을 일으키는 생각들이 위험한 것이라고 믿을 수 있습니다. 가령, 건강 불안이 있는 사람은 심근 경색에 대하여 생각하는 것만으로도 그 증상이 촉발될 수 있다고 믿을 수 있습니다. 또 어떤 사람들은 생각을 회피하거나 억제함으로써 병에 대한 생각이 자신의 의식 속으로 들어오는 걸 막지 못하면 그 생각을 감당할 수 없게 되거나 조절할 수 없게 될까 봐 걱정하기도 합니다. 두려운 생각들을 억제하는 것이 단기적으로는 도움이 될 수도 있지만 이러한 노력은 나중에 생각을 더 고통스럽게 만들거나 심지어 두려운 생각의 빈도를 증가시키기는 결과를 낳기도 합니다.

📝 연습: 회피행동 확인하기

다음 줄칸, 일기장 또는 노트에, (1) 당신이 회피하고 싶은 대상, 장소 또는 상황, (2) 회피하고 싶은 감각, 그리고 (3) 회피하거나 억누르고 싶은 생각이나 이미지에 대한 목록을 작성하세요. 이 내용은 나중에 할 노출 연습에 유용하게 사용될 것입니다.

회피하고 싶은 대상/장소/상황

_____

_____

_____

_____

회피하고 싶은 감각

_____

_____

_____

회피하고 싶은 생각/이미지

_____

_____

_____

안전행동을 멈추기 위한 지침

이 장의 앞부분에서 당신은 불안감이 엄습할 때 좀 더 마음을 편하게 하기 위해 취하는 안전행동 목록을 만들어 보았습니다. 과도한 건강 불안이 있는 사람들에게 안전행동이 수행하는 기능은 중독 증세를 보이는 사람들에게 있어 약물과 알코올이 수행하는 기능과 여러 가지 면에서 유사합니다. 안전행동은 일시적으로 불편함을 감소시켜 주지만 당신이 그 행동을 계속하는 한, 이러한 행동을 하고 싶은 당신의 열망은 계속해서 되살아나고, 심지어는 시간이 지날수록 더 강해질 수도 있습니다. 약물 남용자가 자신의 중독을 극복하기 위해서 반드시 약물의 사용을 줄이거나 멈춰야 하는 것처럼, 당신의 건강 불안이 감소하는 것을 보기 위해서는 안전행동의 사용을 줄이거나 없애야 하는 것이 매우 중요합니다.

둘 중에 하나의 방법으로 그렇게 할 수 있습니다. 첫 번째 방식은 완전한 반응 방지로, 안전행동을 완전하게 없애는 것을 말합니다. 예를 들어, 당신이 가족으로부터 자주 안심의 말을 구한다거나 매주 의사를 찾아간다면 이러한 행동을 완전히 그만두는 것입니다. 완전한 반응 방지의 이점은 안전행동에 의지하지 않고도 자기 역할을 하는 것을 빠르게 배울 수 있고, 불안감이 급격히 떨어진다는 것을 바로 알게 된다는 것입니다.

두 번째 방식은 점진적 반응 방지인데, 이것은 단계적으로 안전행동을 없애는 것입니다. 예를 들어, 피부의 반점을 확인하는 빈도수를 첫 주에는 20%, 두 번째 주에는 거기에 20%를 더하고 세 번째 주에 다시 20%를 더하는 방식으로 계속해서, 결국에는 더 이상 확인할 필요가 없는 지점에 다다를 때까지 줄여 가는 것입니다. 점진적 반응 방지의 또 다른 예로 안전행동을 지연시키는 것을 들 수 있습니다. 가령, 욕구가 생기자마자 인터넷에서 증상에 대해 안심할 만한 근거를 찾는 게 아니라, 2시간 동안 확인하는 것을 미루고 있다가 확인하고 싶은 욕구를 다시 평가해 보는 것입니다. 그 시점에서는 확인하고 싶은 욕구가 이미 없어졌을 수도 있습니다. 그런 후에도 여전히 그 생각이 압도적이라면 행동에 바로 옮길지 아니면 다시 좀 더 미룰지 결정할 수 있을 겁니다. 시간이 흐를수록 당신은 미루는 시간을 점진적으로 늘려서 안전행동이 완전히 제거되는 시점에 도달할 수 있을 것입니다.

이상적으로 말해서, 우리는 당신에게 안전행동을 완전하게 잘라내 버리길 권장합니다. 완전한 반응 방지는 점진적 반응 방지보다 더 빠르게 불안을 변화시킬 것입니다. 반면, 완전한 반응 방지가 당신을 너무나 겁나게 만든다면 점진적으로 안전행동을 줄이는 것이 훌륭한 대안이 될 것입니다. 어느 접근법을 취하던 간에 당신이 안전행동을 하는 것을 막는 것은 아마도 쉬운 일은 아닐 것입니다. 왜냐하면, 첫째, 어떤 안전행동은 습관처럼 무의식적으로 일어나기 때문입니다. 우리는 안전행동을 하고 있다는 사실조차 인지하지 못하고 뒤늦게 알아차릴 수도 있습니다. 당신이 안전행동을 하고 있는지 모니터링하면서 일기장이나 노트에 기록을 한다면 안전행동을 하고 있는지 여부를 더 잘 알 수 있습니다. 둘째, 안심의 말을 구하고 싶거나 다른 안전행동을 사용하고 싶은 욕구가 가끔은 너무 압도적이라는 어려움이 있습니다. 마치 죽느냐 사느냐 하는 문제처럼 느껴지기도 한다는 것입니다! 안전행동을 사용하고 싶은 강력한 욕구를 당신이 적절히 다룰 수 있도록 해 주는 수많은 전략이 있습니다.

- 당신이 느끼고 있는 불안한 감정에 맞서 싸우려 하지 말라. 안전행동을 해 버리려고 하는 욕구가 다할 때까지 그저 기다리고 있어라. 욕구가 처음에는 매우 강력하지만 시간이 지나면 소멸된다. 불안감에 맞서 싸우는 것은 그 감정을 더 길게 살아 숨 쉬게 하는 것이다.
- 다른 활동에 참여하라. 예를 들어, 안전행동을 하려는 욕구에 관심을 집중하지 말고 좋아하는 영화를 관람하거나 산책을 나가자.
- 친구에게 전화를 걸거나 배우자에게 지지를 구하거나 또는 가까운 가족과 이야기를 나눠라(이러한 만남을 이용하여 안심의 말을 들으려고 하지는 말고). 사회적인 지지는 불안에 대처하는 효과적인 방법이 될 수 있다.
- 증거를 점검하거나 생각 기록지를 완성해 봄으로써 자신의 불안감에 영향을 미치는 생각과 예측에 이의를 제기하라(3장 참조).
- 명상을 하거나 호흡을 천천히 하거나 아니면 근육이완훈련을 해 보아라(6장 참조).
- 안전행동을 사용하지 않은 자신에게 보상을 해 주어라. 예를 들어, 안전행동을 사용하지 않고 한 주를 지낼 수 있으면 주말마다 근사한 외식을 계획하자.

당신의 반응 방지 노력이 완벽하게 이행될 것이라는 기대는 하지 마세요. 앞으로 몇 걸음 나아갈 때마다 조금씩 되돌아가는 자신의 모습을 발견할지도 모릅니다. 최선의 노력을 기울이더라도 의사를 찾아가는 행동, 혈압을 재는 행동 또는 다른 어떤 안전행동을 사용하는 것을 항상 멈출 수 있는 것은 아닙니다. 그런 일이 생기더라도 자신에게 실망하지 않는 것이 중요합니다. 그런 일들은 그저 잊어버리고 앞으로 나아가세요.

📝 연습: 안전행동 멈추기

다음의 양식이나 일기장 또는 노트에 안전행동에 저항하는 당신의 노력을 기록하세요. 증상을 모니터하고 싶거나 안심의 말을 듣고 싶거나 인터넷에서 확인하고 싶거나 담당의사와 진료 예약을 하고 싶거나 또는 어떤 다른 안전행동을 하고 싶은 욕구가 생길 때마다 그 욕구에 저항하세요. 다음의 내용을 메모해 두세요.

1. 날짜 및 시간
2. 어떤 안전행동을 하고 싶은 생각이 강하게 드는지
3. 그 행동을 하고 싶은 욕구의 세기를 0(욕구가 전혀 없다)에서부터 100(극도로 강한 욕구)으로 표시하기
4. 안전행동을 하지 않았을 경우 불안이 가라앉는 데 시간이 얼마나 걸렸는지
5. 욕구에 굴복하여 결국 안전행동을 끝마치게 되는지의 여부

앞에서 나열한 다섯 가지의 자세한 사항을 확인하기 위해서 다음의 예처럼

다섯 열짜리 안전행동 추적 양식을 만들어 보는 것이 가장 쉬운 방법일 것
입니다. 치료를 하는 동안 이 연습을 계속해 보세요. 증상 확인하기, 안심
받고자 하기 및 기타 안전행동을 관찰하는 것이 안전행동에 대한 당신의
의존성을 줄이는 데 도움을 줄 것입니다.

안전행동 추적 양식				
날짜/시간	안전행동	욕구의 강도 (0~100)	욕구 지속 시간	안전행동을 완료했나?
12월 17일/ 오후 2시	혈압 재기	98	60분	아니요

의사를 언제 만나야 할까요

모든 사람은 가끔씩 의사의 진료를 꼭 받아야만 하는 증상이 찾아오게 됩니다. 당신은 어느 시점에 진료를 받으러 가야 할까요? 우리는 당신이 건강에 대한 불안감을 줄이기 위해 노력하고 있고 지금 하고 있는 프로그램이 불필요한 의사 진료를 줄이는 과정을 포함하고 있다는 것을 의사를 만날 때 미리 설명하기를 추천합니다. 그런 다음, 병원을 방문하는 것이 좋은 생각인지 아닌지를 어떻게 결정해야 하는지에 관해 제안해 줄 것이 있는지 물어보세요. 이러한 질문에 대한 대답이 언제나 간단한 문제일 수는 없고 당신의 건강 이력, 나이, 위험인자(예: 과체중이라든가 가족 중에 암을 앓은 사람이 있는지의 여부), 지금 경험하고 있는 증상의 종류 그리고 그 증상이 얼마나 오래 지속되었는지에 따라 달라질 수 있는 것입니다. 그래서 '2주 규칙'에 의지하는 것이 아주 유용합니다(Furer, Walker, & Stein, 2007). 아픔이나 통증, 발진, 감기 그리고 다른 가벼운 질환 등에 따라오는 많은 증상은 한 주나 두 주 이내에 저절로 나아집니다.

만약 당신의 건강이 상당히 좋은 편이고 위험인자가 적으며 지금 겪고 있는 증상의 유형이 이전에 경험했던 것들과 유사하다면, 아마도 의사의 진료를 받지 않아도 좋을 것입니다. 반면에, 증상이 새로운 것이고 특히 심하거나 저절로 없어지지 않는다면 확인해 볼 가치가 있습니다. 마찬가지로 그 병이 계속 진행될 만한 위험 증가요소를 가지고 있다면(예: 암이나 심장 질환에 대한 병력), 차라리 일찌감치 특정한 병에 대한 증상이 있는지 점검하는 것이 이치에 맞는 일일 것입니다. 담당의사를 덜 자주 보러 가는 것의 한 가지 이점은 당신이 진짜로 방문하게 되면 의사가 당신의 증상을 좀 더 심각하게 여길 가능성이 있다는 것입니다! 5장에서 언제 진료를 보러 갈 것인지 추가로 다룰 것입니다.

효과적인 노출에 대한 지침

이전 절에서 다룬 것과 같이, 안전행동을 덜하게 되면 불안감에 스스로 대처할 수 있으며 생길 수 있는 위협으로부터 끊임없이 자신을 보호할 필요는 없다는 사실을 배울 수 있습니다. 공포를 줄이기 위한 또 하나의 중요한 방법은 두려운 상황을 피하는 것이 아니라 그에 직면하는 것입니다. 이러한 방법을 종종 **노출 치료**라 부르는데 당신이 전형적으로 피하는 상황에 자신을 노출시키기 때문에 지어진 이름입니다. 보통 안전행동을 줄이기 위해서 노출 치료는 반응 방지 전략과 결합하여 사용합니다.

원하는 결과를 확실히 얻기 위해서는 노출을 어떻게 수행하는지가 중요합니다. 예를 들어, 뱀이라면 질색을 하는데 누군가가 당신을 향해 뱀을 집어 던졌다면, 공포감은 나아지기는커녕 아마 더 나빠질 것입니다. 노출이 도움이 되게 하기 위해서 연습을 수행할 때 고려해야 할 많은 지침이 존재합니다. 다음에서 그러한 지침들을 설명하겠습니다.

노출은 예측 가능해야 하며 당신의 통제하에 있어야 합니다

노출은 그것이 예측 가능하고(다른 말로 하자면, 연습하는 동안 무슨 일이 일어날지 그리고 언제 일어날 것인지를 당신이 알고 있어야 합니다) 당신에게 통제권이 있을 때(이 말은 언제 연습이 시작되고, 연습 동안 무슨 일이 일어나며, 언제 끝나는지를 모두 당신이 주관하고 있다는 것입니다) 가장 효과적입니다. 예를 들어, 병원에서 당신이 두려워하는 검사를 받아야 할 예정이라면, 어떤 과정들을 거쳐야 하고 결과를 기다리는 데 얼마나 걸리는지에 대해 알고 있는 것이 도움이 될 것입니다. 당신이 동의한 적이 없는 일을 강제로 해야 하거나 속아서 해야 하는 일이 없어야 할 것입니다. 또한 노출 연습 중에 예상 밖의 일이 생길 가능성은 최소화되어야 합니다. 매일 부고를 읽는 것은(만약 이것이 당신에게 공포감을 주는 상황이라면) 예측 가능하고 당신의 통제하에 둘 수 있는 노출의 좋은 예가 될 것입니다.

노출은 특정한 예측을 시험하기 위해 설계해야 합니다

3장에서 당신이 불안해하는 예측을 사실이 아닌 가설로 바라보는 것의 중요성에 대해 논의했습니다. 과학자들이 자신들이 세운 가설이 사실인지 아닌지 살펴보기 위해 실험을 하는 것처럼, 당신도 당신이 갖고 있는 믿음의 정확도를 시험하기 위해 노출 연습을 사용할 수 있습니다. 예를 들어, 러닝머신 위를 달리는 것이 심장마비를 일으킬 수 있다고 확신하고 있다면(의사가 당신의 건강 상태가 아주 좋다고 말했음에도 불구하고), 당신은 자신의 예측을 시험하기 위해서 러닝머신 위를 달려 보는 노출 연습을 설계할 수 있고, 당신의 추정이 사실이 아니라는 것을 알 수 있습니다.

어떤 경우에는 특정한 생각을 시험할 수 있는 노출을 설계하기가 불가능할 수도 있습니다. 예를 들어, 손 씻기를 하루에 50번에서 5번으로 줄이는 것이 미래에 암에 걸릴 가능성을 증가시킬 것이라고 믿는다면, 당신의 믿음이 사실인지 아닌지 알아보는 데 수년의 시간이 걸릴 수도 있습니다. 그럼에도 불구하고, 손 씻는 횟수를 줄이는 것은 시간이 흐를수록 당신의 공포감을 줄이는 데 도움이 될 것입니다(비록 처음에는 당신의 공포심을 증가시킬 것 같지만).

노출은 점진적이어야만 합니다

노출이 효과적이기 위해서는, 공포감을 불러일으킬 수 있는 연습을 하는 것이 중요합니다. 만약 당신이 아무것도 느끼지 않는다면, 과제가 너무 쉬운 것일 수 있습니다. 그렇지만 당신이 상상할 수 있는 가장 무시무시한 연습으로 시작할 필요는 없습니다. 오히려 우리는 좀 더 잘 다룰 수 있는 연습으로 시작해서 어려운 것으로 나아가 보기를 추천합니다. 더 어려운 연습으로 옮겨 가는 속도가 빠르면 빠를수록 당신은 더 많이 힘들어지겠지만, 더 빨리 공포감을 극복할 수 있을 것입니다. 당신 스스로에게 도전이 될 만한 과제를 시도해 보라고 권하지만 어떤 특정한 과제가 너무 어렵다고 해서 걱정하지는 마세요. 점차적으로 어려운 과제에 도달할 수 있게 될 것입니다. 노출 단계는 종종 노출 연습 계획을 짜기 위해서 사용합니다. 이 도구는 이 장의 후반부에서 다룰 것입니다.

노출은 자주 반복되어야 합니다

노출은 빈번하게 그리고 짧은 기간 안에 반복해서 연습해야 최고의 효과를 볼 수 있습니다. 어떤 새로운 장소를 겨우 한 달에 한 번만 가면서 긴장감을 극복한다는 것이 얼마나 어려운 일인가 상상해 보세요. 매일매일 노출하는 것이 매주 노출하는 것보다 효과가 더 있고, 매주 노출하는 것이 매달 노출하는 것보다 더 효과적입니다. 예를 들어, 만약 당신이 숨이 가빠질까 봐 신체운동하는 것을 피하고 있다면, 그것이 덜 두려워질 때까지 매일 20분에서 30분 정도의 유산소 운동을 시도해 보세요. 일단 두려움이 줄어들면 노출 연습 범위를 더 넓힐 수 있을 것입니다.

노출에 오래 머물도록 노력하세요

노출은 연습을 오래 지속할 때 최상의 효과를 봅니다. 당신이 두려워하는 결과가 일어나지 않을 것을 알게 되거나, 당신이 느끼는 불편함의 정도가 감당할 수준으로 줄어들 때까지 그 상황에 그대로 있는 것이 최고로 이상적입니다. 불안감은 일반적으로 노출 연습을 하는 동안 줄어들게 되므로, 결국 당신이 그 상황 속에 있을 수 있고 일정 시간이 지나면 그 상황을 두려워하지 않아도 된다는 것을 배울 것입니다. 예를 들어, 당신이 병원에 가는 것이 두렵다면, 좀 더 편안하게 느껴지거나 어떤 나쁜 일도 일어나지 않는다는 사실을 알게 될 때까지 병원 근처를 한두 시간 정도 서성거리는 연습을 해 보세요. 만약 상황이 본질적으로 짧게 끝나는 것이면(혈압을 재는 것처럼), 그 상황이 더 이상 두렵게 느껴지지 않을 때까지 계속 반복해서 연습하도록 해 보세요(물론 외과적 수술을 받는 것처럼 모든 연습이 실현 가능한 것은 아니지만).

불편한 느낌을 조절하려고 노력하지 말고 받아들이세요

감정은 일어났다가 일정한 시간이 지나면 저절로 사라지는 특성이 있습니다. 하지만 당신이 불안감과 공포라는 감정에 맞서 싸우면 싸울수록 그러한 감정은 더 오래 살아 숨 쉬는 특성이 있습니다. 당신의 감정과 신체적 감각들을 조절하려고 노력하는 대신에, 할 수 있는 최선의 일은 단순히 그것들이 그냥 일어나게 내버려 두는 것입니다. 불편한 감정들을 받아들이기를 배우는 것이 결국엔 당신이 가지고 있는 불안감과 공포를 줄이는 데 도움을 줄 것입니다.

안전행동을 제거하세요

이 장의 앞부분에서 이미 다룬 것처럼 치료를 시작할 때부터 안전행동을 없애는 것이 가장 좋습니다. 그렇지만 만약 노출 연습을 하는 동안 공포가 걷잡을 수 없이 커지게 되면, 연습의 전반부 동안 당신의 공포를 감당할 만한 수준으로 유지시키기 위해 처음에는 작은 안전행동을 할 수도 있습니다. 예를 들어, 응급상황의 발생 가능성에 대해 불안감이 느껴진다면, 집 근처를 조깅하는 연습을 새로 시작할 때 처음 몇 번은 안전행동으로 휴대전화를 가지고 갈 수도 있

습니다. 그렇지만 시간이 흐를수록 안전행동의 사용 빈도를 줄이는 것이 좋습
니다.

두려운 상황에 대면하기

이 장의 앞부분에서 당신이 피하고 싶거나 두려움을 느끼는 상황에 대한 목
록을 작성했습니다. 자, 이제 그러한 상황에 대면할 시간이 왔습니다. 기억하세
요, 이 연습은 당신을 두렵게 만드는 일을 하는 것입니다. 그러므로 만약 당신
의 성향이 의사를 너무 자주 찾아가는 것이라면 우리는 병원 방문 횟수를 줄일
것을 권유합니다. 반면에, 불안감 때문에 병원에 가는 것을 피하고 있다면, 더
이상 그 상황에 대해 두려워하지 않을 때까지 병원 방문 횟수를 늘릴 것을 권유
합니다. 이전에 검토해 본 것처럼 예측 가능하고 당신의 통제하에 있으며, 빈번
하고 오래 머물 수 있는 연습 계획을 짜는 것이 중요합니다. 당신이 가지고 있
는 노출 단계의 가장 상위에 있는 연습으로 시작할 필요는 없지만, 너무 쉬운
것으로 시작할 필요도 역시 없습니다. 그 상황에서 도망치지 않으면서 상황을
처리할 수 있을 정도로 어려운 연습을 선택하는 것이 가장 이상적입니다.

📝 연습: 두려운 상황 노출 단계 작성하기

연습을 계획하는 데 가장 유용한 도구가 바로 노출 단계인데 이것은 두려
운 상황에 대한 목록을 가장 쉬운 것에서부터 가장 어려운 순서로, 아래에
서 위로 정리한 것입니다. 단계 목록을 만들기 위해서 당신이 이전에 작성
했던 회피하고 싶은 상황 목록을 가지고 시작하세요. 이제 단계 중에서 어

떤 항목이 원활하게 작동할지 알아보기 위해 목록을 재검토하세요. 단계 항목들은 실제적이고 해 볼 수 있는 활동들이어야 이상적입니다. 예를 들어, 수술방에서 심장 수술을 관찰하는 것은 실제로 해 볼 수가 없겠지만, 수술 장면을 온라인 동영상으로 보거나 병원 응급실의 대기실에 앉아 있는 것은 실제 할 수 있는 항목이 됩니다. 또한 단계에 있는 항목들은 상황을 자세히 묘사하면서 가능한 구체적이어야 합니다. 예를 들어, "병원에 가세요."라는 항목은 "성모병원에 가서 한 시간 동안 암센터 대기실에 앉아 계십시오."로 바꾸는 것이 유용합니다.

일반적으로 노출 위계는 10~15개 정도의 항목을 다룹니다. 항목이 충분히 많지 않다면, 몇 가지 항목을 하나 이상으로 나눌 수도 있습니다. 예를 들어, 만약 혼자인지 아니면 누구와 함께 있는지의 여부가 당신의 공포감에 영향을 미친다면, 앞선 단락에서 기술된 예시 항목이 다음과 같이 두 가지 항목으로 나뉠 수가 있을 것입니다. (1) "아내와 함께 성모병원에 가서 한 시간 동안 암센터 대기실에 앉아 계십시오."와, (2) "혼자서 성모병원에 가서 한 시간 동안 암센터 대기실에 앉아 계십시오." 항목에 대한 목록이 작성되면 0(공포감이 전혀 없다)에서 100(상상할 수 있는 최고의 공포스러운 상태)까지의 점수를 사용하여 각 항목마다 당신이 느끼는 공포감의 정도에 등급을 매기세요. 그런 다음, 당신의 공포감 점수에 따라 목록을 다시 정리해 보십시오. 공포감 점수가 가장 높은 항목이 맨 위에 위치해야 하며, 다양한 정도로 어려운 범위의 목록이 포함되어 있어야 합니다(아주 쉬운 것이나 어려운 항목뿐만 아니라 적당히 불안감을 불러일으키는 수준에 이르기까지 다양한 항목으로). 단계가 개발되었으면 목록에 있는 항목에 대한 노출 연습을 시작할 수 있습니다. 다음에 제시된 표는 두려운 상황 노출 단계의 예입니다.

두려운 상황 노출 단계 예		
번호	상황	공포감 (0~100)
1	혈액 검사를 포함하는 건강검진을 하러 의사를 방문하기	100
2	현 위치에서 길 아래쪽에 위치한 암 클리닉의 대기실에 가서 한 시간 동안 또는 내 마음이 편안해질 때까지 앉아 있기(혼자서)	100
3	암으로 죽은 사람에 대한 이야기를 쓴 책 읽기	90
4	현 위치에서 길 아래쪽에 위치한 암 클리닉의 대기실에 가서 한 시간 동안 또는 내 마음이 편안해질 때까지 앉아 있기(여동생과 함께)	85
5	직장 동료들과 삼촌의 암 진단에 대한 이야기 나누기	70
6	혼자서 주치의의 대기실에 한 시간 동안 앉아 있기	65
7	내 혈압을 재 보기	55
8	의학 드라마 〈ER〉의 재방송 보기	50
9	여동생과 함께 주치의 대기실에 한 시간 동안 앉아 있기	40
10	의학 저널 한 부 훑어보기	40

두려운 상황 노출 단계 목록표		
번호	상황	공포감 (0~100)
1		
2		
3		
4		
5		
6		
7		

8		
9		
10		

📝 연습: 두려운 상황 노출

노출 위계를 작성했으니 이제 당신이 두려워하는 상황에 맞서는 연습을 시작할 수 있습니다. 좀 더 감당할 만한 항목으로 시작해서 더 어려운 항목으로 발전시키세요. 단계의 가장 아래에서 시작할 필요는 없다는 점에 유의하세요. 좀 더 어려운 항목에서 시작할 준비가 되어 있다면 그것도 좋습니다. 불안감이 감당할 만한 수준으로 줄어들었을 때 또는 좀 더 어려운 것을 시도해 보고 싶은 마음이 들 때 한 단계 위의 항목으로 옮기세요. 적어도 일주일에 4~5개의 연습을 계획해 보는 것을 추천해 드립니다. 특히 첫 몇 주 동안 만약 좀 더 자주 연습할 수 있다면 좀 더 빠르게 호전되는 것을 느끼게 될 것입니다.

각각의 노출 연습을 마친 후 일기장이나 노트에 다음 내용을 기록하세요.

1. 연습한 날짜와 시간

2. 어떤 연습을 마쳤는지

3. 연습에 얼마의 시간이 소요됐는지

4. 0(공포가 전혀 없음)에서 100(상상할 수 있는 최고의 공포감)까지의 수치를 사용했을 때 연습하는 동안 최고로 높은 수준의 공포감은 얼마인지

5. 당신의 공포 수준이 반 정도로 줄어드는 데 얼마의 시간이 걸렸는지

두려운 상황 노출 연습 기록지 예				
날짜/시간	상황 노출 과제	연습 시간	최고의 공포감	공포감이 절반으로 줄어드는 데 든 시간
1월 23일/ 오후 2시	심장 학회 홈페이지 확인해 보기	90분	90/100	75분

두려워하는 감각을 바라보기

두려워하는 장소나 대상 또는 상황에 대면하는 것이 그러한 자극에 대한 두려움을 감소시킬 수 있는 것처럼, 의도적으로 두려운 신체증상을 야기한 후 대

면하는 노출 연습은 두려운 감각에 대한 공포를 줄이는 데 도움을 줍니다. 만약 당신이 신체증상을 두려워하지 않는다면 증상 노출은 당신과 관련이 없습니다. 반면에, 어지럼증, 심장의 두근거림 그리고 숨이 차는 것 같은 감각들이 두려움을 준다면, 증상 노출이 아주 유용하다는 것을 알게 될 것입니다. 다음에 제시된 표는 일어날 가능성이 큰 증상들뿐만 아니라 당신이 두려워하는 감각을 일부러 불러일으켜서 사용할 수 있는 연습의 예를 보여 주고 있습니다.

〈표 4-1〉 두려운 증상 노출 연습

증상 노출 연습	유발되는 흔한 감각들
머리를 좌우로 흔들기(30초간)	현기증, 약간의 어지러움
회전의자에 앉아 빙빙 돌기(60초간)	현기증, 약간의 어지러움, 비현실감, 메스꺼움
숨 참기(30초간 또는 할 수 있는 만큼)	숨이 참, 심장이 마구 뛰거나 두근거림, 현기증, 흉부 압박감
과호흡(빠르게 호흡하기, 분당 100회에서 120회 정도로, 60초간)	숨이 참, 현기증, 심장이 마구 뛰거나 두근거림, 비현실감, 떨림, 저림 또는 얼얼한 느낌
작고 좁은 빨대를 통해 입으로 숨쉬기(필요하다면 코를 틀어막아서 코를 통해 숨을 쉬지 못하게 할 것, 2분간)	숨이 참, 심장이 마구 뛰거나 두근거림, 숨 막히는 느낌, 현기증, 흉부 압박감, 떨림
제자리에서 달리기(또는 계단을 오르내리기, 60초간)	심장이 마구 뛰거나 두근거림, 숨이 참, 흉부 압박감, 발한, 떨림, 안면 홍조

상황에 따른 노출에서와 같이, 불안감을 조금 일으키는 연습으로 시작한 후 좀 더 어려운 것으로 발전시켜 나갈 수 있습니다. 특정한 증상을 겨냥하는 이러한 연습 이외에, 어떤 활동이나 상황이 당신이 두려워하는 감각을 불러일으키기 때문에 피하는 경우 이러한 활동이나 상황에 노출하는 연습도 역시 도움이 될 수 있습니다. 그러한 것들의 예로 운동이나 스포츠, 덥고 답답한 방, 감성적인 영화, 성관계 또는 카페인 등을 들 수 있습니다.

📝 연습: 두려운 증상 노출

이 연습은 당신이 어떤 특정한 신체적 감각으로 인해 두려움을 느꼈을 경우에만 해당합니다. 다음 기록지나 일기장 또는 노트에 당신을 불안하게 만드는 감각에 대한 목록을 만드세요. 자, 이제 두려운 감각을 불러일으키는 목록에 해당하는 것들을 연습해 보세요. 하지 말아야 할 어떤 의학적 이유가 존재한다면 그에 해당하는 연습은 건너뛰세요(잘 모르겠으면 담당의사에게 물어보십시오). 예를 들어, 목에 통증이 있으면 머리를 좌우로 흔드는 연습은 하지 마시고, 천식이 있거나 감기에 걸렸으면 과호흡 연습은 하지 마세요. 각각의 연습에 대해 다음 사항을 기록하세요.

1. 날짜 및 시간
2. 어떤 연습을 완수했는지
3. 그 연습이 어떤 감각을 불러일으켰는지
4. 연습에 의해 야기된 공포의 수준을 0(공포가 전혀 없음)에서 100(상상할 수 있는 최고의 공포감)까지의 수치를 사용하여 적기

목록에 더 많은 연습을 추가할 수도 있습니다. 당신이 두려워하는 감각을 불러일으키는 어떤 다른 과제를 생각해 볼 수 있나요? 예를 들어, 더위를 느끼는 것이 당신을 불안하게 만든다면 무더운 날 밖에 나가 있어 보거나, 따뜻한 이불을 덮고 잔다거나, 사우나에 앉아 있어 보거나, 뜨거운 음료를 마시거나, 따뜻한 옷을 입거나, 더운 차 안에 앉아 있어 볼 수도 있을 것입니다.

만약 이러한 연습 중 어떤 것들이 실제로 불안감이나 공포를 확실히 일으
킨다는 것을 알게 된다면, 다음에 해야 할 일은 그것을 좀 더 쉽게 할 수 있
을 때까지 반복해서 연습해 보는 것입니다. 예를 들어, 과호흡이 당신을 불
안하게 만든다면, 60초 동안 과호흡을 시행해 보세요. 그런 다음에 증상이
조금 가라앉을 때까지 몇 분 정도 휴식을 한 후에 과호흡을 다시 해 보세
요. 이러한 과정을 6회에서 8회 정도 혹은 공포감을 많이 느끼지 않으면서
그 신체감각을 경험할 수 있게 될 때까지 반복해서 연습해 보세요. 당신이
이러한 감각들을 불편함 없이 경험할 것이라고 말하는 것은 아닙니다. 그
렇지만 연습을 계속하면, 불편함은 있어도 늘 있던 것처럼 공포와 연결되
지는 않을 것입니다. 우리는 당신에게 연습이 쉽게 느껴질 때까지 몇 주 동
안 매일매일 증상 노출 연습을 해 보기를 권유합니다.

두려운 증상 노출 연습 기록지				
날짜/ 시간	노출 과제	소요 시간	최고의 공포감	공포감이 절반으로 줄어드는 데 든 시간

두려워하는 생각과 이미지를 바라보기

어떤 특정 종류의 생각이나 이미지가 당신에게 두려움을 주나요? 만약 그렇다면 그러한 생각이나 이미지에 대한 노출이 불안감을 줄일 수 있습니다. 이전에 살펴보았듯이, 불안을 일으키는 생각을 억제하는 것이 종종 그 생각의 빈도와 고통을 늘리는 결과를 초래하기도 합니다. 원치 않는 생각을 조절하려고 노력하는 대신에 그것들을 충분히 경험해 보라고 말해 주고 싶습니다. 수많은 불안에 관한 문제는 무서운 생각에 노출하는 것이 오히려 이러한 생각에 대한 불안감을 줄여 준다는 것을 보여 줍니다. 비록 건강 불안을 가지고 있는 사람들에게 '정신적 노출' 효과에 대한 연구가 이루어지지 않고 있지만, 불안이 있는 다른 문제에서 공포를 줄여 주는 똑같은 과정이 건강 불안에도 적용된다고 생각할 만한 충분한 이유가 있습니다.

첫 번째 단계는 당신에게 두려움을 주는 생각이나 이미지가 무엇인지 확인하는 것입니다. 병원에 입원해 있는 자신의 모습을 머릿속으로 그려 보는 것이라든지 심근 경색이 온다는 생각 등이 그 예에 해당합니다. 당신이 위험하다고 해석하는 경향이 있는 생각이나 이미지에 집중하세요. 당신이 일반적으로 자신의 생각 때문에 두려움에 사로잡히는 타입이 아니라면 이 절은 그냥 건너뛰세요. 그렇지만 만약 당신을 위협하고 있는 생각이나 이미지를 가지고 있다면, 다음 단계는 그러한 정신적인 경험에 자신을 노출시키는 것입니다. 다음과 같이 여러 가지 방식으로 이러한 정신적 노출 연습을 해 볼 수 있습니다.

■ 글로 이미지나 생각을 묘사하기: 서술은 상세해야 하며, 모든 감각을 사용한 경험을 묘사하고 있는지 확인하세요(예: 자신이 병원 침대에 누워 있는 모습을 보고, 병실의 기계들이 작동하는 소리와 의료진들이 말하는 내용을 듣고, 병실 안의 차가운 공기와 당신의 두근거리는 심장의 박동을 느끼고, 익숙한 '병원' 냄새를 맡는 것). 이제 그 내용

을 계속 적어 나가 그것이 당신을 덜 두렵게 만들 때까지 연습하세요.

■ 당신이 두려워하는 생각과 이미지를 큰 소리로 묘사하기: 당신이 두려워하는 생각이나 이미지에 대한 상세한 대본을 써 보는 것으로 시작하세요(앞 문단의 예 참조). 그런 다음, 그 대본을 큰 소리로 읽어서 더 이상 공포를 주지 않을 때까지 계속하세요.

■ 다른 누군가에게 당신이 두려워하는 이미지나 생각을 큰 소리로 묘사하게 하기: 당신이 두려워하는 생각이나 이미지에 대한 상세한 대본을 써 보는 것으로 시작하세요. 그런 다음, 다른 누군가에게(예: 친한 친구나 배우자 또는 친척) 그 대본을 큰 소리로 읽어 달라고 부탁해서 그 소리를 듣는 것이 더 이상 공포를 일으키지 않게 될 때까지 계속하세요.

■ 생각이나 이미지에 대한 묘사를 녹음하기: 당신이 두려워하는 생각이나 이미지를 마음속으로 그려 보면서 글로 써 보세요. 이제 컴퓨터나 다른 기술을 사용하여 그 내용을 녹음하세요. 그런 다음, 녹음한 내용이 더 이상 겁나지 않을 때까지 반복해서 들으세요.

📝 연습: 정신적 노출

만약 당신을 겁먹게 만드는 생각이나 이미지를 확인할 수 있다면, 이전 절에서 말한 정신적 노출 방식들 중 하나 또는 여러 개를 사용하여 노출 연습에 대한 계획을 수립해 보세요. 정신적 노출 연습 시간은 20~40분 동안 지속하거나 그 생각이나 이미지가 더 이상 당신을 겁먹

게 하지 않을 때까지 계속해야 합니다. 우리는 당신에게 이러한 연습을
3~4주가량 매일 진행하거나 공포감이 줄어들 때까지 계속할 것을 권유합
니다. 정신적 노출 연습 기록지를 사용하거나, 노트나 일기장에 노출 연습
기록지를 만드세요.

정신적 노출 연습 기록지				
날짜/ 시간	노출 과제	소요 시간	최고의 공포감 점수	불안이나 공포감이 절반으로 줄어드는 데 걸린 시간

노출과 반응 멈추기: 사례

52세의 변호사인 정훈 씨는 어머니가 췌장암으로 사망하고 그 후 약 3개월 만에 아버지마저 심장마비를 겪은 이후로 5년 동안 자신의 건강에 문제가 있을 것이라는 불안감을 가지고 살게 되었습니다. 그는 결국 '거의 지속적'이라고 스스로 묘사할 정도의 건강 불안 때문에 치료법을 찾고 있었습니다. 그의 가장 큰 걱정은 그도 암에 걸릴 것이라는 데 있었지만 그에 못지않게 자신의 아내와 18세, 21세 그리고 27세 된 세 자녀의 건강에 대해서도 걱정하고 있었습니다. 그가 특이한 증상을 경험할 때마다(두통, 어지러움, 발진, 배앓이, 피부의 잡티 그리고 다른 증상들) 자신이 암에 걸렸다고 확신했습니다. 그는 다섯 명에서 여섯 명의 주치의를 두었고 보통의 경우 적어도 매주 그들 중 한 명을 찾아가 안심할 수 있는 말을 들으려 했습니다.

가족의 건강에 대한 그의 걱정이 아내와 아이들과의 관계에 영향을 미치기 시작했습니다. 그는 가족들에게 아픈 증상이 있는지 빈번하게 물어봤고 증상에 대한 치료를 정기적으로 받아야 한다고 주장했습니다. 예를 들어, 그의 아내가 며칠 동안 발에 통증이 있었을 때 정훈 씨는 아내와의 의견 차이로 인해 언쟁을 벌였는데, 그는 아내가 의사를 만나 진료를 봐야 한다고 주장한 반면에, 아내는 통증이 저절로 나아지는지 두고 보자고 했습니다. 가족에 대한 이러한 그의 지속적인 염려는 심지어 아이들이 그들의 집을 방문하는 빈도를 줄이는 결과까지 낳게 되었습니다. 비록 정훈 씨는 다양한 안전행동을 하고 있다고 보고했지만(예: 의사에게 가서 진료받기, 가족에게 안심의 말 구하기, 자신과 아내 그리고 아이들의 증상을 확인하기, 의학 교과서 읽기, 인터넷으로 의학정보 찾아보기 등), 자신의 불안감 때문에 회피하고자 했던 상황은 어떤 것도 없었다고 말했습니다.

정훈 씨의 치료는 건강 불안의 본질과 이 책의 1장에 나왔던 건강 불안에 영향을 미치는 여러 요소에 대해 함께 이야기를 나눠 보는 것으로 시작되었습니다.

그다음으로, 그는 3장에서 다뤘던 기술을 사용하여 그가 가지고 있는 불안한 생각들을 모니터링하고 그러한 생각들에 이의를 제기하면서 3주의 시간을 더 보냈습니다. 정훈 씨는 그의 불안한 믿음이 실제로는 일어나지 않았다는 사실을 깨닫게 되었고, 자신의 불안감을 과도하고 비현실적인 것으로 보기 시작했습니다.

　그다음, 정훈 씨는 이 장에서 묘사된 행동전략을 사용하기 시작했습니다. 그는 불안한 상황을 일반적으로 회피하지 않았기 때문에 치료의 초점을 안전행동을 줄이는 데 두었습니다. 정훈 씨의 가족이 그의 불안한 행동에 깊숙이 관여되어 있었기 때문에 그의 가족 모두가 치료 모임에 한 번 참여했습니다. 이 모임을 하는 동안 정훈 씨의 아내와 아이들은 증상에 관해 그에게 안심시키는 말을 해 주지 않는 것의 중요성에 대해 알게 되었습니다. 대신에 건강에 대해 안심하는 말을 듣고 싶어 하는 욕구에 부응하지 않으면서 어떻게 지지와 격려의 말을 전할 수 있는지에 대해서 배우게 되었습니다. 정훈 씨 또한 가족에게 안심의 말을 구하지 않으며 가족이 가지고 있는 증상에 대해 의사의 진료를 받고 오라고 요구하지 않도록 교육 받았습니다. 그는 가족 모두 성인이며 그들 자신의 건강 문제에 대해 스스로 결정할 수 있다는 사실을 인정했습니다.

　정훈 씨는 또한 건강에 관련한 모든 인터넷 검색과 의료 서적의 검토 그리고 1년마다 하는 정기 검진과 의사가 권하는 추가적인 진료를 제외한 병원 방문을 금하는 것에 동의했습니다. 뭔가 심각한 문제의 신호가 될 만한 증상이 있을 수도 있음을 염려했기 때문에 평소와 다르거나 특히 불편하게 느껴진다거나 몇 주가 지나도 나아지지 않는 증상을 경험한다면, 석 달에 한 번씩만 진료를 받으러 갈 권리를 유보해 놨습니다.

　첫 번째 주 동안 정훈 씨의 불안감은 좀 더 심해졌습니다. 증상을 확인하고 싶고 안심의 말을 듣고 싶은 욕구가 너무나 강했습니다. 그리고 건강에 대한 염려로 인해 잠도 잘 수가 없었습니다. 몇 번에 걸쳐 그는 아내에게 특정 증상이 심각한 것인지 아닌지에 대해 확인해 줄 것을 요구했습니다. 그러면 아내는 그를 안아 주면서 사랑한다고 말하고 그에게 건강에 대해 안심시키는 말을 해 주지 말라고 했던 치료자의 지시를 상기해 주었습니다. 다음 두 달에 걸쳐서, 정훈 씨는 불안감이 점차 나아지는 것을 느끼기 시작했습니다. 무서운 증상을 경험할 때마다 보통 몇 시간이나 며칠 이내에 저절로 증상이 사라지는 것을 알게 되었습니다. 거의 매일 건강에 대한 불안감을 계속 경험했지만 이전보다는 그 강도가 덜 했습니다. 일주일에 한 번 정도 불안감이 극심해지면, 그는 안전행동 중 하나를 사용했습니다(가족에게 안심의 말을 구하는 것을 그만두었기 때문에 보통은 인터넷으로 확인하기). 그렇지만 이 행동도 이전에 비해 훨씬 줄어들었습니다. 정훈 씨는 자신이 보인 진전에 만족했습니다. 그의 가족들 역시 기뻐했습니다. 정훈 씨는 다섯 달에 걸친 모든 치료 과정을 지속했고 치료 과정이 끝난 후에도 계속 호전된 상태가 유지되었습니다.

💡 문제 해결

이번 절은 이 장에서 기술한 행동 전략을 사용할 때 종종 야기되는 몇 가지 흔한 어려움에 대한 해결책을 다루고 있습니다.

문제점	노출 연습을 하는 중에도 내 공포는 줄어들지 않는다.
해결책	이러한 일은 여러 가지 이유로 발생할 수가 있는데, 당신의 인생에서 가장 힘든 수준의 스트레스를 지금 경험하고 있는 중이거나, 노출 연습이 예측 가능하지도 당신의 통제하에 있지도 않은 상황이거나, 연습하는 동안 안전행동을 하고 있거나, 공포가 줄어드는 것을 경험할 만큼 충분히 오랫동안 그 상황에 처해 있지 않거나, 노출 효과를 약화시키는 부정적인 생각을 하고 있을 때가 이에 해당합니다. 만약 이러한 요소 중 어떤 것이 공포를 줄이는 데 방해 요소가 된다고 보이면 이를 적절하게 처리하세요. 예를 들어, 스트레스를 덜 받는 날에 노출 연습을 한다거나, 예측 가능하고 통제하에 있는 상황에서 노출 연습을 한다거나, 안전행동을 줄이거나, 충분히 긴 시간 동안 그 상황에 처해 있거나, 3장에 있는 전략들을 사용

해결책	하여 당신이 가지고 있는 부정적인 생각에 의문을 제기하면 됩니다. 만약 이런 모든 노력이 실패로 돌아가면 그냥 계속 연습을 하세요. 특정한 연습을 하는 동안에 당신의 공포가 줄어들지 않는다고 할지라도, 특히 노출 연습 사이의 간격을 촘촘히 짜게 되면 연습과 연습 사이에는 공포가 줄어들 것입니다.
문제점	나의 공포감이 노출 연습과 연습 사이에 되살아난다.
해결책	노출 연습과 연습의 사이에 어떤 공포가 되살아나는 것은 흔한 일입니다. 대부분의 경우, 연습 사이에 되살아나는 공포의 양은 한정되어 있으며, 공포가 덜 자주 되살아날수록 더 많은 연습을 끝마친 것입니다. 연습과 연습 사이에 너무 긴 시간 간격이 존재할 때 공포가 최대로 되살아날 수 있습니다. 연습과 연습 사이에 대부분의 공포가 되살아난다는 것을 발견하게 된다면 노출 연습 간격을 줄이도록 해 보세요. 즉, 더 자주 연습하세요. 이 장의 앞부분에서 논의된 것처럼, 일반적으로 적어도 일주일에 4~5번의 노출 연습을 하기를 권고합니다.
문제점	내 공포감은 노출 연습에서 도움을 얻을 수 없을 정도로 너무 심하다.
해결책	우리는 당신에게 70~80 정도 수준의 공포를 불러일으키는 연습을 골라 보기를 권합니다. 비록 당신의 공포감이 이것보다 약간 높은 수준이라 하더라도 괜찮습니다. 만약 당신의 공포가 너무 심해서 그것에 압도된다고 느낀다거나, 그런 상황에 머물 수가 없다면 단계에서 좀 더 쉬운 연습을 선택하거나 좀 더 감당할 만한 연습으로 바꿔 보는 것을 고려하세요. 이러한 선택이 완전히 포기하는 것보다 나을 것입니다. 노출 연습을 하는 동안 발생하는 불안한 생각에 맞서는 전략(3장에 있음)을 사용할 수도 있을 것입니다. 만약 공포감이 너무 심해서 그 상황에서 벗어나야 할 필요가 있다면, 잠깐 쉬는 시간을 가진 뒤 가능하면 빨리 그 상황으로 다시 돌아가세요. 일단 어느 정도의 성공을 이뤘다면 연습을 끝까지 마무리하는 것이 가장 좋습니다.

🔍 요약해 보면

건강 불안을 유지시키는 행동을 변화시키는 것은 당신의 공포감을 줄이기 위한 중요한 발걸음입니다. 안전행동에 의존하고 두려워하는 상황, 느낌, 생각을 피하는 것과 같이 단기적으로 불안을 줄이기 위해 사용하는 전략들은 장기적으로 봤을 때는 오히려 불안을 키우거나 유지시킬 수 있습니다. 그래서 이러한 전략들에 대한 의존을 줄이는 것이 중요합니다. 피하는 대신에 두려운 상황에 직접 맞서세요. 불안과 공포의 감정을 조절하려고 노력하지 말고 받아들이세요. 연습을 병행하면 건강에 대한 당신의 불안감은 개선될 것입니다.

05
건강 불안이 인간관계에 미치는 영향

이 장에서 우리는 건강 불안이 대인관계에 흔히 미치는 영향에 대해 다룰 것입니다. 당신은 자신의 대인관계에 대해 생각해 보라는 질문과 건강 불안의 영향을 줄일 계획을 구상해 보라는 질문을 받을 것입니다. 이 장의 내용을 가족이나 친구들과 함께 본다면, 그들 역시 당신의 건강 불안을 유지시키는 데 있어서 그들이 기여하는 부분을 줄여 나가는 기술을 배우게 될 것입니다.

가족 그리고 친구

건강 불안이 있는 사람들과 이들을 걱정하는 사람들에게서 생겨나는 짜증, 좌절감 그리고 때로는 분노조차도 상당히 정상적인 반응입니다. 왜 그런지 이유를 생각해 봅시다. 맨 처음에는 건강에 대한 공포감이 대인관계를 공고히 해 주는 것처럼 보일 수 있습니다. 왜냐하면 당신 인생에 있는 다른 사람들이 당신이 건강에 대해 걱정하고 있는 모습을 봤을 때 염려와 공감을 표시하기 때문입니다. 가족이나 친구가 가지고 있는 건강에 대한 염려는 공동의 적으로 보일 수 있습니다. 모든 사람이 건강한 삶을 영위하고 싶다는 공동의 목적을 가지고 있기 때문입니다. 암처럼 심각한 병마와 싸우고 있는 중이라거나 큰 수술에서 회복되는 중이라면 이러한 사고방식은 유용하고 중요할 것입니다. 그렇지만 당신의 건강 불안이 빈번하고 어떤 실제적 위협에 비해 너무 과하다면, 시간이 지날수록 당신이 염려스럽게 바라보는 것과는 다른 관점으로 주위 사람들이 당신의 건강을 바라본다는 것을 알게 될 것입니다. 예를 들어, 다른 사람들은 그러한 증상들이 당신이 두려워하는 원인 때문이 아니라고 추정하기 시작할 수 있습니다.

이러한 것이 당신 인생 속에 있는 다른 사람들을 힘들게 할 수 있습니다. 한편으로, 그들은 진정 당신이 건강하고 안전하며 안심하기를 바라고 있습니다. 다른 한편으로, 그들은 이미 오래 전에 에너지와 공감이 다 소진되어 버렸을 수도 있습니다. 건강 불안에 대한 지속적인 이야기는 인간관계를 매우 진 빠지게 만들 수 있습니다. 건강 불안은 당신으로 하여금 인간관계에 대해 관심을 덜 기울이게 만들고, 다른 사람과 일하는 능력과 다른 사람을 충분히 배려하는 능력을 약화시킵니다. 당신의 배우자, 가족 그리고 친구들이 당신을 지지해 주는 ㅡ 약속 장소에 당신을 데려다 준다거나, 약을 대신 타 온다거나, 증상을 확인해 주고, 자신의 일을 빼먹고 와 주거나, 걱정해 주고, 안심의 말을 해 주고, 공포를 주는 똑같은 일들에 대해 반복적으로 말하는 것을 들어 주는 일 등과 같은 ㅡ 시간은 그리 오래가지 않습니다. 어느 순간에 그들은 당신이 차라리 그냥 '아파 버리든지' 아니면 '이겨 내든지' 둘 중에 하나를 하기를 바라게 될 것입니다.

📝 연습: 어떻게 건강 불안이 당신의 인간관계에 영향을 미쳐 왔나요

건강 불안이 당신의 가장 중요한 인간관계에 어떤 영향을 미쳐 왔는지에 대해 스스로에게 질문을 던져 볼 시간을 잠시 가져 보세요. 더 나아진 예(더 가까워졌다거나)가 있을 수 있고, 더 나빠진 예(같이 시간을 덜 보내게 된 것 같은)도 있을 수 있을 것입니다. 당신이 생각해 볼 수 있는 이런 모든 영향의 목록을 나열한 후 당신 삶 속에 함께하고 있는 다른 사람들에게 당신과 그들 사이의 관계가 변화된 것을 어떻게 인지했는지에 대해 2~3개 정도 생각해 볼 수 있는지 물어보세요. 거기에 뭔가 놀라운 점이 있나요? 이 책으로 노력하면서 어떤 호전될 기미가 있었나요?

_____

_____

_____

_____

_____

_____

안심 구하기 덫

자신의 건강이 불안한 사람들은 그들이 괜찮을 수도 있다는 암시를 주는 정보를 들으면 아주 잠깐 동안 마음을 놓기도 합니다. 그렇지만 몇 분이나 몇 시간이 지나다 보면, 똑같은 오랜 의심과 공포가 슬금슬금 의식으로 되돌아와서는 당신을 그전과 다름없는 기분으로 만듭니다. 당신은 의사의 말을 잘못 이해했거나 중요한 증상을 설명하는 걸 잊고 온 것은 아닌지 의심하기 시작할 수도 있습니다. 이러한 종류의 생각들이 진단이 잘못되었거나 불완전할 수 있다는 걱정을 낳게 합니다. 불안을 불러일으키는 생각과 공포감은 일어나지 않을 것 같은 일을 마치 일어날 것처럼 보이게 만듭니다.

예를 들어, 은주 씨는 특히 안심 구하기 덫에 걸려 힘든 시간을 보내고 있었습니다. 그녀는 하루에도 여러 번 사람들의 생각이나 피드백, 의견 또는 안심의 말을 구했지만 몇 분만 지나면 항상 암울한 생각이 들었습니다. 그녀는 남편과 다른 사람들이 그만 물어봐 달라는 의미에서 괜찮다고 거짓말을 해 주는 것이라고 생각했습니다. 병원에서 집으로 돌아온 후에는 병원 검사가 얼마나 믿을 만하지 못한 것인가에 집중하기 시작하곤 했습니다. 그런 검사가 100% 정확할 수 없다고 판단했기 때문입니다. 은주 씨의 주치의가 그녀에게 추가적인 검사를 받아 보라고 하면 잠시 동안은 기분이 나아졌지만, 의사가 검사를 지시했다면 뭔가를 걱정하고 있는 것임에 틀림없다는 생각에 그녀의 마음은 곧 휘청거렸습니다(아니었다면 의사가 필요하지 않다고 생각하는 검사를 지시할 때까지 그녀가 계속해서 졸랐을 거라는 시나리오가 훨씬 더 그럴듯합니다). 일단 불안감이 견디기 어려운 정도까지 이르게 되면, 은주 씨는 의사에게 전화를 걸거나 남편에게 어떻게 생각하는지 묻는 행동을 다시 하는 악순환을 반복하곤 했습니다. 이러한 반복되는 안심 구하기는 빠르게 역효과를 낳았습니다.

📝 연습: 안심 구하기 욕구 추적하기

건강 불안을 가지고 있는 많은 사람은 그들이 다른 사람들로부터 얼마나 자주 안심의 말을 구하고 있는지에 대해 과소평가를 합니다. 다음 한 주 동안 당신의 안심 구하기가 어떤 양상을 보이고 있는지에 주목해 보세요. 미묘한 것이라 하더라도 모든 경우를 일지에 다 기록하세요. 안심의 말을 구하는 경향이 당신에게 일상적이거나 습관이 되어 있을 수 있기 때문에 처음에는 예들을 지적해 줄 배우자나 친구 같은 상대방이 필요할 것입니다.

다음의 안심 구하기 욕구 추적 기록지나 일기장 또는 노트에 날짜 및 시간, 당신이 물어보는 안심의 말, 누가 관여했는지, 당신이 그런 안심의 말을 찾게 된 원인이 되었던 생각, 그런 안심의 말이 불안감을 다스리는 데 있어서 얼마나 효과적이었는지, 그리고 (그렇게 물어보는 것이 당신을 편안하게 만든다면) 당신이 안심의 말을 구할 때 그들이 어떻게 느끼는지 등을 기록해 보세요. 안심의 말들이 얼마나 도움이 되었는가를 결정하기 위해서 효과평가 기록 칸에 점수를 두 번 기록하세요(다음에 제시된 동현 씨의 기록지 예처럼). 안심이 된 바로 직후에 한 번 그리고 다음 날이나 똑같은 안심의 말을 다시 듣고 싶은 욕구가 시작될 때 다시 한 번 기록하세요.

날짜/시간	필요한 안심의 말	안심을 주는 대상	불안한 생각	효과평가 (안심하는 말을 듣고 불안이 경감되는 정도)	안심 구하기를 요청할 때 다른 사람이 어떻게 느꼈는지
2월 18일/ 오전 9시 2분	내 오줌 색깔이 뿌옇지 않고 맑은지 확인받고 싶은 욕구	아내	내 오줌색이 탁한 것처럼 보이는데 아무래도 신장이나 방광에 염증이 생긴 것 같다.	75% (다음날은 30%)	화내고 속상해하고 슬퍼하고

안심 구하기 욕구 추적 기록지 예

이 연습에서 당신이 공들여 작성한 예시들이 당신의 일상 생각 기록지의 출발점으로서의 역할을 할 수 있습니다. 당신이 이미 각 사례마다 불안한 생각의 이유를 정확히 집어냈기 때문입니다. 물론 4장에서 배웠던 전략들에 근거하여 당신은 이미 안심의 말을 구하는 것을 그만두었을 가능성이 충분합니다. 만약 그렇다면 이번 연습은 건너뛰세요.

안심 구하기 욕구 추적 기록지					
날짜/시간	필요한 안심의 말	안심을 주는 대상	불안한 생각	효과평가 (안심하는 말을 듣고 불안이 경감 되는 정도)	안심 구하기를 요청할 때 다른 사람이 어떻게 느꼈는지

안도감은 오래 지속되지 않습니다

　안심의 말들은 다른 '일시적 미봉책'들과 놀랄 만한 유사성을 지니고 있습니다. 이런 미봉책은, 예를 들어, 술이나 약물, 과도한 쇼핑, 도박, 성관계 하기, 소리 지르기 또는 공격 충동에 굴복하기(천천히 운전하는 사람 앞으로 끼어들기 같은)처럼 하고 난 직후에 안도감을 주는 행동을 말합니다. 이러한 행동들을 하고 싶은 욕구는 다른 욕구를 아우르고, 압도적이며, 미루거나 저항하기 매우 어려운 느낌을 줄 수 있습니다. 일단 거기에 굴복하면(예: 건강 불안의 경우에는 의사에게 전화를 건다거나, 도박꾼의 경우에는 도박을 하러 카지노에 간다거나, 흡연자의 경우에는 담뱃불을 붙이는 것) 안도감이 거의 즉시 나타납니다. 그러한 감정—빠른 안도감—은 중독성이 있습니다.

　수진 씨의 예를 한번 살펴봅시다. 그녀는 콧구멍 옆에 난 아프고 마른 딱지가 점점 커지는 것 때문에 걱정이 늘어 가는 자신의 모습을 발견했습니다. 그녀는 딱지가 전날보다 커졌는지 그리고 지난주보다 더 커졌는지 큰 소리로 궁금해하며, 남편인 준호 씨에게 매일 그것을 자세히 살펴봐 달라고 부탁했습니다. "당신 생각에 이것이 암일 것 같아?"라고 남편에게 물어볼 때마다, 그의 대답은 한결같이 "아니!"였습니다. 보통 예상되는 바대로 '아니'는 충분한 대답이 아니었습니다. 잠시 후에 준호 씨는 아니라는 것을 거의 확신하고 있다고 설명하고 있었습니다. 때때로 그가 "이건 그냥 피부 건조증이야. 작년에도 그랬던 것처럼 휴지로 매일 닦으면 돼."라고 지적해 주기도 했습니다. 그러면 수진 씨의 기분이 좀 나아졌지만 그다지 오래 가지는 않았습니다. 결국 다음 날 그리고 그다음 날에도 똑같은 질문을 계속했습니다. 약물이나 술, 흡연 그리고 쇼핑이 주는 효과와 마찬가지로 안심의 말 구하기의 효과는 그리 오래가지 않습니다.

안심시키는 말이 건강 불안을 지속시킬까요

4장에서 논의했던 것처럼, 안심시키는 말의 효과는 오래 가지 않을 뿐만 아니라 안심의 말을 구하는 것은 다른 '중독성 있는' 행동들처럼 결국엔 문제를 지속시킵니다. 중독될 가능성이 있는 다른 행동을 살펴봅시다. 스트레스를 조절하기 위해 또는 술 마시고 싶은 욕구를 참지 못하고 술을 마시는 경우, 대부분의 사람이 다음에 제시된 예들에 동의할 것입니다.

- 이러한 이유 때문에 마신 술로 인해 얻은 안도감에는 시간제한이 있다(그 사람은 가까운 미래에 다시 술을 마실 가능성이 있다).
- 시간이 흐르면서 술을 많이 마시면 마실수록 똑같은 효과를 얻기 위해서 더 많은 술이 필요하게 될 것이다.
- 음주는 결국 더 많은 음주가 계속되게 한다. 시간이 흐를수록 사람들은 알코올이 없으면 여러 가지 상황이나 스트레스를 감당할 수 없다고 믿게 된다.

이와 같은 원칙들은 안심의 말 구하기나 건강 불안에 대해서도 사실입니다.

- 안심의 말이 주는 효과는 시간제한이 있습니다. 어떤 경우에는 잠깐 동안 지속되고(하루에도 몇 번씩 안심이 되는 말을 해 주길 원할 때처럼), 다른 경우에는 좀 더 길게 지속될 수 있습니다(몇 주마다 한 번씩 의사에게 진료를 받으러 가는 것처럼).
- 시간이 지날수록 당신은 과거에 가졌던 것과 똑같은 수준의 안도감을 경험하기 위해서 더 많은 확실성과 증거 또는 설득력을 요구할 수도 있습니다(과거에는 당신은 주치의가 경미한 현기증은 걱정할 만한 것이 못 된다고 말했던 것을 기억해 내고는 그냥 놔둘 수 있었습니다. 그렇지만 지금은 좀 더 확실한 증거를 달

라고 요구합니다).

- 더 많은 안심의 말을 듣지 못한다면 당신의 기분은 절대 나아질 수 없을 것이고, 불안감이나 불편함을 잘 극복하지 못할 것이며, 알지 못하는 것을 이겨 낼 수 없을 것이라는 믿음이 더 커지면서 안심의 말 구하기는 건강 불안을 영속화시킵니다.

가족, 친구 그리고 의사에 의해 계속되는 위로는 당신에게 덜하기는커녕 더한 의심과 불편함만을 남기게 됩니다. 과도한 안심의 말 구하기는 자기 자신의 논리적 추론(매일 생각 기록지에 작업을 해 온 것들)을 덜 믿게 만들고, 더 많은 불안감과 1장에서 확인했던 불안과 연관된 더 많은 증상을 일으킬 수 있습니다.

📝 연습: 안심의 말 구하기 욕구를 줄이기

4장에 있는 두려운 상황 노출 연습 기록지를 사용하여, 의도적으로 안심의 말을 물어보지 않은 사례를 찾아보세요. 안심의 말을 듣고 싶은 욕구가 처음에는 늘어날지라도 시간이 흐를수록 재확인하려는 욕구와 불편함이 줄어들 것입니다. 이 연습을 할 때, 안심의 말을 들어 즉각적으로 불안감을 경감시키고 싶은 욕구에 굴복하지 마세요. 대신에 당신이 느끼는 불편함의 정도를 추적해 보고 안심의 말을 구하고 싶은 욕구가 얼마나 오랫동안 최고치에 머물러 있는지를 살펴보세요. 불안감이 어느 정도 줄어들 때까지 또는 당신이 두려워하는 결론이 결국엔 실현되지 않는다는 사실을 깨달을 때까지 노출을 계속하세요. 매일매일 노출과 반응 멈추기 연습을 계속하면서 유사한 사례들을 포함시키세요. 안심의 말, 정보 또는 다른 사람의 의견을 구하고 싶은 욕구가 강해지는 상황에 자신을 노출시키고 그런 다음에 당신이 가지고 있는 불안감을 직시하세요. 평상시 자신이 하는 것과 반대로 행동해 보고 각각의 것들을 반복해 보며 시간이 지날수록 불안감이 줄어드는 것을 지켜보세요. 이런 종류의 연습으로 인해 추가되는 이득은 반복적으로 안심의 말을 해 달라고 해서 껄끄러워진 인간관계가 점차적으로 개선되는 것입니다.

동현 씨의 예를 살펴보자면, 그는 자신의 탁한 오줌 색이 어떤 무시무시한 병의 전조일 거라는 강한 공포감을 경험했던 많은 사례를 기록했습니다. 이 연습을 하면서 그는 자신의 노출 기록지의 맨 위에 다음의 항목을 기입했습니다. '아내에게 탁한 정도를 검사해 달라고 부탁하지 않고 소변을 보기' 동현 씨는 바로 이렇게 했습니다. 그는 평상시대로 소변을 본 후 그의 의지력을 시험해 보기 위해 변기에 그냥 두었습니다. 그렇지만 그는 아내에게 질문을 하고 싶은 강한 욕구를 느꼈습니다. 이렇게 물어보는 것이 어느 정도는 버릇이 되어 그런 점도 있지만, 질문을 하는 주요한 이유는 불안감과 불확실성이 점점 커지기 때문이었습니다. 동현 씨는 자신의 판단력을 신뢰할 수 없었고, 언제나 잘못된 것은 아무것도 없다고 그에게 확언을 해 주는 아내의 말도 어쨌든 중요하지가 않았습니다. 그는 이번에는 다르다고 느꼈습니다. 그는 항상 이번은 다른 상황이라고 느꼈습니다. 그렇게 느꼈음에도 불구하고, 동현 씨는 자신의 소변을 확인해 달라고 아내에게 부탁하지 않았습니다.

처음에는 동현 씨의 불안감이 100 중에 80까지 올라갔습니다. 90분간의 과정을 거치는 동안(어떠한 방해도 없이), 그의 불안감, 불편함 그리고 아내가 안심시켜 주는 말이 필요하다는 기분이 감당할 만한 수준인 100 중에 30 정도로 줄어드는 것을 알게 된 후 동현 씨는 너무나 놀랐습니다. 일주일 동안 이러한 과제를 매일 여러 번 반복하고 난 후 동현 씨는 두 사람 모두를 민망하게 했던 일을 더 이상 아내에게 부탁하지 않을 수 있다는 사실을 깨달았습니다. 동현 씨가 했던 것처럼 당신도 가족과의 관계를 개선할 수 있을 뿐만 아니라 당신 주치의와의 관계도 나아질 수 있습니다.

당신과 주치의

언제 진료를 받으러 가야 하고, 가장 적절한 진료 약속은 어떻게 잡아야 하는지 등 주치와의 관계에 대해 다음에 제시될 실제적인 지침들은 의료인들과의 관계를 개선시킬 뿐만 아니라 결국엔 당신의 건강 불안을 줄이는 데도 도움을 줄 것입니다.

좋은 인간관계는 의미 있고 공손한 대화방식과 상호 간의 이해, 솔직함과 신뢰, 자신감이 특징입니다. 만약 주치의와 좋은 인간관계를 유지하고 있다면 시기적절한 치료와 필요한 진료를 받을 가능성이 더 높아집니다. 즉각적인 반응을 보이는 치료를 받고 보살핌을 잘 받고 있다는 경험을 하게 될 때, 우리 대부분은 담당 의료진이 내린 결론과 의견을 더 기꺼이 받아들일 수 있을 것입니다.

은정 씨의 예를 통해 살펴보자면, 그녀는 설명할 길이 없는 메스꺼움을 오랫동안 경험했습니다. 거의 매일 점심시간이 가까워질 때까지 몸 상태가 좋지 않은 채로 몇 주, 몇 달이 지나갔습니다. 그녀의 담당의사는 필요한 혈액 검사를 다 해 보고, 임신 여부, 궤양 그리고 바이러스도 확인하면서 열심히 그녀를 진료했습니다. 의사는 은정 씨에게 강한 제산제도 처방해 봤지만 효과를 보지 못했습니다. 수많은 진료를 하고 난 후, 의사는 은정 씨의 위장병이 스트레스로 인한 것일 가능성이 있다는 소견을 말했습니다. 그날 진료를 마친 후, 은정 씨는 구역질에 대해 생각하고, 위 상태가 어떤지, 무엇을 먹었는지, 그리고 그 상황에서 쉽게 빠져나올 수 있을지의 여부를 끊임없이 모니터하는 그녀의 행동들이 메스꺼움을 불러일으켰을 수도 있다는 가능성을 고려해 보기 시작했습니다. 무언가 놓친 것이 있을지도 모른다는 생각에 걱정이 되다가 말다가 하는 상황이 계속되긴 했지만, 은정 씨는 담당의사의 의견을 가슴 깊이 새겼습니다. 비록 그 문제가 완전히 해결되는 데 몇 달의 시간이 필요했지만, 증상 때문에 어떤 심각한 일도 일어나지 않았습니다.

불행하게도 건강 불안이 있는 많은 사람이 시간이 흐를수록 그들의 의사–환자 관계가 악화된다고 말하고 있습니다. 먼저, 당신은 의사가 당신의 말에 대체로 귀 기울이는 것 같지 않고 당신의 걱정을 충분히 심각하게 여기지 않는 듯한 느낌을 경험할 수 있습니다. 담당의사가 최신 의료지식을 가지고 있는지 또는 구식이 되어 가거나 지쳐가기 시작하는 것은 아닌지 궁금하기 시작할 것입니다. 이러한 종류의 불평들은 건강 불안이 심한 사람들에게 상당히 흔한 일인데, 의사에 대한 신뢰와 존경심은 줄어들고 반대로 불안감은 증가할 것입니다.

은정 씨의 메스꺼움에 대한 예로 다시 돌아가 생각해 봅시다. 만약 의사와의 관계가 약했더라면, 그의 의견을 받아들이는 것이 더 어려웠을 것이고 설명을 구하는 것을 멈추는 것이 거의 불가능했을 것입니다. 담당의사는 그녀를 덜 자주 보게 되는 잘못된 조치를 취했을 수도 있고(그래서 결국 은정 씨로 하여금 자신의 증상이 심각하게 받아들여지지 않고 있다고 걱정하게 만들 수 있고), 반대로 계속 검사만 반복해서 진행했을 수도 있습니다(그래서 어떤 심각한 뭔가가 있는데 아직 발견은 되지 않은 것 같은 공포감을 더 유발하게 될 수도 있습니다). 이러한 반응 중 어느 것이라도 건강 불안을 악화시키는 무대를 마련할 수 있습니다. 은정 씨의 입장에서 봤을 때, 그녀는 더 많은 것을 요구할 수도 있었고 의사의 의견을 덜 신뢰할 수도 있었을 것입니다(둘 사이의 관계를 위태롭게 하고 그녀 스스로 의사의 말을 덜 믿게 만들면서). 이것 역시 훨씬 심한 건강 불안으로 향하는 장을 마련하는 일이 될 것입니다.

　그렇지 않으면 은정 씨는 그녀의 주치의를 완전히 피해 버렸을 수도 있었을 것입니다. 그로 인한 결과는 긴장, 걱정 그리고 공포감이 늘어나는 일이었을 것입니다. 많은 사람은 건강 불안이 있는 사람들이 너무나 많은 시간을 진료실에서 보내고 있고 예외 없이 다른 사람보다 보험재정을 더 많이 사용한다고 생각합니다. 그 말이 사실일 수도 있지만 건강 불안이 있는 어떤 사람들은 병이나 아픈 사람들을 다룬 텔레비전 프로그램을 보지 않으려고 하는 것처럼, 어떻게 해서든지 진료를 피하려고 노력합니다. 이것 역시 문제를 일으키는 것이고 그렇기에 균형이 가장 중요한 목표가 됩니다.

　의사 – 환자 관계에 있어서 심각한 스트레스가 발생되는 경우에, 담당의사가 환자를 진찰하는 것을 완전히 그만두거나 환자가 다른 의사를 찾을 수도 있습니다. 때때로 다른 의사의 의견을 구하는 것이─특히 당신의 주치의가 그것을 제안했다면 더더욱 유용하면서도 상황에 적절히 대처하는 노력의 일환이 될 수 있습니다. 반면, 닥터 쇼핑에 과도하게 의존하는 것은 건강 불안을 더 일으킬 수 있습니다.

닥터 쇼핑

　반복적으로 의사를 바꾸고, 동시에 한 명 이상의 의사에게 진료를 받으며, 끊임없이 두 번째, 세 번째, 네 번째 의사의 소견을 구하고 다니고 싶을 수가 있습니다. 보통의 경우에 만약 당신이 적절한 서비스를 받고 있지 못한다고 판단이 되면(당신의 의사나 변호사, 웨이터 또는 아이 학교의 담임으로부터), 당신은 그 사안에 대해 무언가 행동을 취하려는 마음이 생기게 될 것입니다. 논평을 하거나, 관리자에게 불만을 토로하거나, 다른 서비스 제공자를 찾는 것과 같은 다른 조치를 취할 것입니다. 대개의 경우 이러한 방식으로 개선된 서비스의 혜택을 보게 됩니다. 그렇지만 안도의 말 구하기나 증상 모니터하기처럼 닥터 쇼핑은 건강 불안을 가지고 있는 사람들에게는 반대로 작용합니다.

주치의와의 돈독한 관계는 오랜 시간을 거쳐 만들어집니다. 신뢰는 때로 천천히 형성되며 주치의에 대한 당신의 완벽한 신뢰를 즉각적으로 기대할 필요는 없습니다. 이 책에 당신이 완료한 많은 연습에 확신이 서지 않는 예측을 시험하는 것이 이미 포함되어 있습니다(예: 당신이 심장박동수를 확인하지 않는다 하더라도 당신의 불안감은 줄어들 것이라는). 이러한 실험을 정기적으로 반복함으로써, 당신은 이러한 가설들이 때로 사실일 때가 있지만 당신이 두려워하고 있는 결과가 보통은 절대 일어나지 않는다는 것을 서서히 믿기 시작할 것입니다. 같은 방식으로, 주치의의 의견을 잠정적으로 받아들이고 기다리면서 나중에 무슨 일이 일어날지 알아보는 것이 중요합니다. 여러 번 반복하면 의사가 제안한 것을 받아들이기가 훨씬 쉬워집니다. 왜냐하면 시간이 지남에 따라 많은 증거를 갖게 되기 때문입니다. 이러한 일은 당신이 닥터 쇼핑을 한다면 일어나지 않습니다. 닥터 쇼핑을 하면, 의사의 의견을 받아들여 보고 그것이 일반적으로 타당하다는 사실을 반복해서 알게 되는 경험을 못하게 됩니다. 또한 닥터 쇼핑은 새로 만나게 되는 의사가 당신의 건강 상황을 이해하기 위해 불필요한 검사와 진료를 하게 만들기도 합니다.

책상의 반대편(의사의 입장)

당신의 의사가 당신에게 완벽하고, 확정적이며, 수정의 여지가 없고, 모호하지 않으며, 의심할 여지가 없는 해답을 주지 않는다고 믿는다면, 당신 생각이 맞습니다. 많은 의료인은(의사만 그런 것이 아니라) 확정적인 진술을 피하는 경향이 있습니다. 당신이나 내가 진단이나 상태에 관한 정확한 정보를 물어볼 때(예: "진짜라고 확신하시나요? 제가 루푸스가 아닌 게 확실한가요? 이것이 조기 치매 증상이 아닌

게 맞나요?" 같은 질문들), 대답에 수식 어구가 함께 따라올 가능성이 많습니다. 빈
번하게 사용되는 수식 어구는 다음과 같습니다.

- 100% 확실하다고 말할 수는 없지만……
- 이게 저한테는 어떻게 보이냐 하면……
- ……라는 가능성은 극히 낮습니다.
- 장담은 못하지만……
- 잘못될 염려가 없는 검사란 없지만……
- 그중에 99%는……
- 다른 의사의 소견을 듣고 싶다면 편하신 대로 하셔도 되지만……

　건강 불안이 없는 사람들에게 이런 대답은 "네, 전 그렇게 확신하고 있지만 백
만 분의 일이라도 틀릴 수 있는 가능성은 존재하는 것이니까 제가 완벽다고 말
할 수는 없겠지요."라는 뜻으로 대략 해석되어 받아들여집니다. 건강 불안이 있
는 사람들은 의사가 의료과실로 소송당하는 것을 피하기 위해 이러한 수식 어
구를 사용한다고 생각하기 때문에 불행히도 이러한 장담이 유용하지 않습니
다. 건강 불안이 있는 사람들은 보증하는 방식으로 말해 주기를 바라지만, 그
것은 대부분의 의료인이 말하는 방식이 아닙니다. 그렇다고 그들이 자신감이
없기 때문에 그렇게 말하는 것은 아닙니다. 자신들이 내린 결론에 의문을 가져
서도 아니고, 당신에 대해 몰래 걱정을 하고 있어서도 아니며, 무엇인가를 숨기
고 있어서 그러는 것도 아닙니다.
　자신을 돕고 있는 게 아니라고 믿는 환자들을 치료하는 것이 의사에게는 굉장
히 좌절감을 주는 일일 수 있는데, 매우 심한 건강 불안이 있는 환자를 치료할 경
우 특히 그렇습니다. 자신의 건강에 대해 많이 불안해하고, 무언가 심각하게 잘
못됐다는 기분이 들지만 아무런 도움을 받지 못하고 있다고 느낀다면, 당신은

짜증이 나고, 두렵거나 무기력한 기분이 들 것입니다. 당신은 대부분의 환자보다 더 자주 의사에게 전화하고 진료실을 찾아가겠지만 기분이 더 나아지지 않을 것입니다.

　의사의 입장에서, 건강 불안이 있는 환자는 요구가 많고 화나 있으며 관심을 필요로 하며 냉정을 잃은 사람으로 보일 수가 있습니다. 물론 자신의 건강에 대해 불안하면 대부분의 사람은 화가 나고, 관심을 필요로 하며, 냉정을 잃게 될 것입니다. 그렇지만 이것이 의사를 힘들게 만들 수도 있는데, 그가 도와줄 수 있는 것이 하나도 없는 것처럼 보일 것입니다. 실제로 시간이 흐름에 따라 상황은 더 나빠집니다. 의사의 말은 하나도 믿어지지가 않습니다. 당신의 고용주나 동료 또는 지인이 당신에게 도움을 구하거나 당신이 가지고 있는 전문적 지식을 물어봐 주면 어떨지 잠깐 상상해 보세요. 처음에는 당신이 생각하기에 옳고 적절하다고 느끼는 어떤 방식으로든 도와줄 수 있는 것이 아마도 기쁠 것입니다. 어쨌든 당신은 전문가이니까요. 이제 만약 그 사람이 당신이 내린 결론을 끊임없이 비판하거나, 조언을 무시하거나, 다른 사람의 의견을 묻거나 또는 당신에게 같은 질문을 일주일 뒤에 다시 하고, 2주 후에 그리고 3주 후에 또 다시 한다면 어떨지 상상해 봅시다. 이러한 일이 얼마나 자주 일어나야만 당신이 좌절할 것 같나요? 당신과 주치의 사이에 이러한 일이 얼마나 많이 반복해서 일어났었나요?

　빈번한 증상 확인, 상황을 회피하기 그리고 가족에게 안심의 말을 들으려고 하는 것이 점진적인 노출 과제를 수행하면서 완화되는 것과 마찬가지 방식으로, 닥터 쇼핑과 관계를 파괴하는 다른 행동들도 완화될 수 있습니다. 클리닉이나 병원을 너무나 자주 방문하는 것, 의사에게 너무 빈번하게 전화를 거는 것, 매번 증상과 염려되는 내용의 목록을 길게 적어 진료실을 찾는 것, 주치의나 병원 직원들에게 무례한 행동을 하는 것, 의사가 앞으로 더 이상 관심을 가질 필요가 없다고 말한 질병에 집중하는 것, 주치의가 내린 판단에 의문을 제기하는 내용의 정보를 인터넷에서 찾아 들고 진료실에 가는 것 그리고 의사에게 당신이 스스로 내린 진단에 동의해 달라고 주장하는 것 등이 의사와의 관계를 파괴시키는 일련의 행동들이라고 볼 수 있습니다. 당신 생각에 의사가 아무리 허술하고 부주의하고 성급하다고 할지라도, 당신 역시 의사 자격이 있는 것이 아니라면 주치의의 진단과 치료가 최악이라 하더라도 당신이 최고로 하는 것보다 십중팔구는 더 능숙할 것입니다.

📝 연습: 다시 한 번 더 노출하기

다음의 진료 노출 연습 기록지나 노트 또는 일기장의 새 페이지를 준비하세요. 이번에 적을 내용들은 4장에서 연습해 왔던 것과 같은 노출 과제가 될 것입니다. 그렇지만 이번 노출은 당신이 의료전문가와 만날 때 겪게 되는 불안감을 야기하도록 설계될 것입니다. 기억하세요. 노출이라는 것은 항상 당신으로 하여금 적당히 불안한 감정이 들게 만들고 그런 다음 당신이 그 감정을 대처하게 하는 것입니다. 노출 과제를 하기 전, 중, 후의 불안감 지수를 평가하세요. 다음에서 몇 가지 예를 보여 드리겠습니다.

- 이미 사라진 증상에 대해서는 주치의 방문을 연기하기
- 주치의나 간호사 또는 건강 정보 센터에 전화 거는 것을 연기하기
- 일단 의사에게 정보나 조언을 들었으면 다른 의사의 의견을 구하려 하지 않기

당신이 이전에 했던 노출 연습과 마찬가지로, 과제를 정하고 그런 다음 당신이 느끼는 불편함의 정도를 0(어떤 불안감 또는 불편함도 없다)에서 100(상

상할 수 있는 최고의 불안감이나 불편함)까지의 수치를 사용하여 추적해 보고, 얼마나 오랫동안 불안감이 최고 수준에 머물러 있는지를 확인하세요. 불안 감이 어느 정도 줄어들거나 당신이 두려워하는 결과가 실제로 일어나지 않 는다는 것을 깨닫게 될 때까지 충분히 오랫동안 노출을 계속하세요. 매일 의 노출 연습을 지속할 때 이것과 같은 사례를 포함시키세요. 전형적으로 당신이 의사 진료를 받고 싶어지는 상황에 자신을 노출시킨 후 불안감에 맞서서 행동하세요. 당신이 보통 해 오던 것과 반대로 해 본 뒤 시간이 지 나고 노출이 반복될수록 불편함이 줄어드는 것을 지켜보세요.

진료 노출 연습 기록지				
날짜/ 시간	노출 과제	소요 시간	최고의 공포감점수	불안이나 공포감이 절반으로 줄어드는 데 걸린 시간

의사 만나러 가기

물론 건강에 대해 불안감을 가지고 있는 사람들도 가끔은 아프기도 하고 다치기도 하며 약, 검사 그리고 치료가 필요할 때가 있습니다. 그렇기에 병원에 꼭 가봐야 할 때가 있게 될 것입니다. 만약 건강에 대해 불안해하지 않는 건강한 사람들에 비해 당신이 더 자주 병원에 가는 것에 익숙하다면(1년에 한 번이나 두 번 이상), 어떤 특별한 상황에서 의사를 만나러 갈 것인지 하는 결정을 도와줄 지침을 마련해 놓는 것이 도움이 될 수 있습니다. 언제 진료를 받아야 하는지에 대한 상황 목록을 함께 의논해서 만들기 위해 주치의와 약속을 잡는 것은 관계를 향상시키고, 건강 불안에 대해 당신 주치의를 교육시키며, 당신이 변화에 전념할 것임을 ―비록 그것이 어려울지라도― 실제로 보여 주는 데 크게 도움이 될 수 있습니다. 이 절에 있는 자료는 진료를 해야 하는지의 결정에 대한 4장의 논의 내용을 기반으로 하고 있습니다.

정기적인 방문 예약 계획 짜기

주치의와 함께 정기 진료 예약 계획을 짜는 것은(건강 상태가 좋든지 나쁘든지 상관없이) 여러 가지 이유로 중요합니다. 이러한 종류의 진료 예약 계획 짜기는 당신이 불안감을 느껴서 안심시키는 말을 듣고 불안감이 잠깐 동안 가라앉는 것을 경험하려고(기억하고 있겠지만 이것은 중독과 같을 수 있습니다) 의사를 찾아가는 패턴에서 벗어나게 합니다. 정기적인 진료 예약은 당신의 주치의가 건강 불안의 진척 사항을 확인하고 고혈압이나 비만 같은 기존의 건강 상태도 점검하게 해 줍니다.

📝 연습: 공조하기

정기 진료 예약과 방문을 필요로 하는 추가적인 상황에 대해 상의하고 합의하기 위해 주치의와 약속을 잡으세요. 당신과 주치의 두 사람 다 합의한 합당한 상황에 동그라미 표시를 하세요.

- 매년 신체검사
- _____주에 한 번씩 예약 방문(예: 만약 당신에게 지켜볼 필요가 있는 질환이 있다면 8주 내지 10주에 한 번씩 진료를 하는 것이 적절할 것입니다.)
- 약 처방 받기
- 백신 접종 받기(계절성 독감 등)
- 기존에 가지고 있던 질병에 어떤 급격한 변화를 경험한다면 상태를 이곳에 기입하세요. _____

_____

_____

- 기침이나 열 같은 새로운 증상이 생겨서 당신과 주치의가 합의한 기간만큼 증상이 계속 지속되면 기간을 이곳에 명시하세요. _____

약속된 진료시간을 최대한으로 활용하기

건강 불안을 가지고 있는 사람들뿐만 아니라 많은 사람이 의사와의 진료시간에 어떻게 해야 할지 모르겠다고 느끼곤 합니다. 우리 대부분은 가끔씩 우리가 가지고 있는 걱정거리를 분명하게 전달하지 못했다고 생각하거나, 의사가 무슨 말을 했는지 정확히 기억하지 못하거나, 진료를 마친 후 30분 정도가 지나서야 중요한 무언가를 생각해 냅니다. 의사와의 진료시간을 최대로 활용할 수 있는 다음의 정보들은 누구에게나 유용합니다. 이 정보들은 의원 또는 병원에 덜 자주 가려고 당신이 노력할 때 특히나 유용할 것입니다. 당신이 병원에 갈 때 다음과 같은 사항들이 도움이 될 것입니다.

- 말하고 싶은 중요한 항목이 적힌 목록을 가지고 가세요. 당신의 증상 하나 하나에 대한 광범위하고 길며 상세한 일지를 가지고 가야 한다는 뜻은 아닙니다. 진료를 하는 동안 다루기에 합당한 항목들은 당신의 몸무게에 대한 질문, 가족의 병력에 이모의 암 병력을 추가하기, 손가락 관절들이 최근 부어오르고 아파서 걱정이 된다는 것을 알리기(이미 이것에 대해 얘기를 나누지 않았다면) 그리고 처방전을 새로 내달라고 하기 등이 포함될 수 있습니다. 당신이 모든 것을 다 언급했는지 확실히 하기 위해서 진료 말미에 목록을 다시 확인하세요.
- 처방 목록, 일반 의약품, 요즘 복용하고 있는 영양 보충제에 대한 목록을 각각의 복용량과 복용하고 있는 이유를 적은 내용과 함께 가져가세요.
- 이해가 안 되는 내용이 있으면 그렇다고 말하세요. 다른 사람이 무슨 말을 하고 있는지 확신이 없을 때, 그 사람이 실제로 말하는 것과 다른 어떤 것을 의미하고 있다고 사람들은 추정하기 쉽습니다. 건강 불안의 경우에는 건강에 관련된 애매모호한 정보가 부정적이거나 겁먹게 만드는 방식으로 해석될 여지가 있습니다.
- 중요한 정보를 적을 수 있는 종이를 몇 장 준비해 오세요(당신의 건강 불안을 적는 노트나 일기장 같은). 일단 글로 적어 놓고서(예: "그 기침은 기관지염 증상이다. 처방대로 약을 짓고 2주 후에 다시 의사를 만나자."), 의사에게 오류가 있는지

빨리 한번 읽어 봐 달라고 부탁하세요.

응급실 가기

어떤 증상에 대해 극심한 두려움이 생기고 자신이 위험한 상황에 처해 있다고 생각될 때, 응급실을 찾아가는 것은 상당히 합리적이고 현명한 방법일 수 있습니다. 그렇긴 하지만, 건강 불안이 있는 많은 사람은(그들 중 몇몇은 여러 번) 응급실에 가서 결국 심각하게 문제될 것이 하나도 없다는 말이나 오지 말았어야 했다는 말을 듣게 될 뿐입니다. 그것이 비록 사실일지라도 —그리고 대개의 경우 사람들은 응급 서비스를 찾을 필요가 없는데— 어떤 상황에서 우리가 응급실을 가야만 하는지에 대해선 거의 말해 주지 않습니다. 따라서 각각의 상황에 따라 다를 수 있으며, 당신이 극도로 불안할 때는 그런 결정을 하기에 좋은 타이밍은 아닙니다. 이러한 상황에 처해 있으면 인지 오류를(파국적 사고 같은) 자아낼 가능성이 훨씬 높습니다. 그렇기에 건강 불안을 야기하는 상황에 처하기 전에 언제 응급실을 가는 것이 적절한지 또는 적절하지 않은지를 아는 것이 도움이 될 것입니다.

특별히 자신의 건강에 대해 걱정을 하지 않는 사람들이라도 건강 상태가 응급 상황이라고 판단해야 하는 때가 언제인지 어떻게 알 수 있을까요? 미국 내과학회(2010)는 응급의료상황을 보여 주는 위험 신호 목록을 제공하고 있습니다. 당신이 다음의 상황을 경험하게 된다면 응급실을 찾아가야 할 것입니다(또는 구급차를 부르든지).

- 호흡곤란 또는 숨 가쁨
- 가슴 또는 상복부 통증 또는 압박감
- 실신, 갑작스런 어지럼증, 힘 빠짐

- 시야의 변화

- 혼동 또는 정신 상태의 변화

- 어떤 갑작스럽거나 극심한 통증

- 멈추지 않는 출혈

- 극심하거나 지속적인 구토나 설사

- 피가 섞인 기침이나 피를 토하는 것

- 자살 충동

- 말을 못할 때

- 일상적이지 않은 복통

📝 연습: 언제 응급실에 가야 하나

다음번에 진료할 때, 앞서 보았던 응급실에 가야 하는 이유들을 적은 목록에서 더하거나 뺄 것이 있는지 의사에게 확인해 달라고 하세요. 불안감 때문에 생길 수 있는 증상을 논의하는 것이 특히 중요합니다. 예를 들어, 만약 당신이 불안할 때 흔히 숨 가쁨과 어지러움을 경험한다면, 기존 증상과 다르게 비정상적으로 느껴지는 호흡곤란이나 갑작스러운 어지러움을 주의 깊게 관찰할 필요가 있습니다. 그 정보를 당신의 노트나 일기에 기록하세요.

가족과 친구를 위한 정보

이 절은 높은 수준의 건강 불안을 경험하고 있는 사람들이 사랑하는 주변 사람들을 위해 쓰인 것입니다. 가족이나 친구들은 건강 불안으로부터 회복하는 데 있어서 중요한 역할을 할 수 있습니다. 가족 내에서 생기는 건강 불안은 어수선함, 혼란, 불화, 악감정 등을 유발할 수 있습니다. 분노나 좌절감을 맛보게 할 뿐만 아니라, 도와주고 지지해 주려고 하는 가족의 노력이 의도치 않게 건강 불안을 강화시키는 결과를 초래할 수도 있습니다. 만약 당신이 건강 불안을 앓고 있는 사람의 가족 또는 친구라면 당신이 사랑하는 사람뿐만 아니라 당신 자신이 그들에게 보이는 반응으로 인해 실망감을 가지게 될 수도 있습니다.

영철 씨의 예를 들어 보겠습니다. 아무리 생각해 봐도 28세 딸아이의 불안감에 자신이 어떻게 휘말릴 수 있었던 건지 믿을 수 없었습니다. 그는 딸의 예약 시간에 맞추어 거의 매일 차로 데려다 주었고 밤낮으로 때를 가리지 않고 전화를 걸어 안심이 될 말을 해 주었습니다. 최근에는 딸이 영철 씨더러 자신의 상사에게 그녀가 왜 출근하지 않았는지 설명해 달라고 설득하기까지 했습니다. 영철 씨는 똑똑하고 독립적이었던 딸에게 도대체 무슨 일이 일어난 것인지 놀라울 뿐이었습니다. 가끔 그는 그 모든 것이 자신의 잘못인 것 같은 생각이 들기도 했습니다.

사랑하는 사람의 기분이 나아지도록 돕고자 하는 것은 정상적입니다

이 책을 통해서 우리는 쳇바퀴처럼 도는 건강 불안의 특징을 강조해 왔고 당신도 역시 이것을 경험해 봤을 것입니다. 처음에는 안도의 말과 걱정, 지지 그리고 실제적인 도움을 주는 것이 이치에 맞는 일이라고 생각됩니다. 사람에 따라, 응급실을 찾거나, 의사에게 진료를 받으러 가거나, 조제된 약을 가져오고, 의료비 지불을 도와주거나 또는 여러 가지 확인하는 행동을 같이 해 주는 것이 해당됩니다. 점이 커졌는지 살펴보려고 만져 보는 것처럼 처음에는 합리적인 것처럼 보이던 일이, 시간이 지남에 따라 하루에 두 번씩 사진을 찍어 보고 크기를 재 보는 것처럼 거의 터무니없는 일이 될 수 있습니다.

당신이 할 수 있는 일은 무엇인가요

건강 불안이 있는 사람이 스스로 헤쳐 가려고 하는 이러한 과정에 당신이 어떻게 참여했으면 좋을지 물어보는 것부터 시작해 보세요. 그것은 이 책에 있는 연습을 매일 해 보라고 알려 주는 것 같은 작은 변화나 전과 같은 증상으로는 응급실에 데려다주지 않는 것에 동의하는 것과 같은 좀 더 큰 변화를 포함할 수 있습니다.

건강에 대한 과도한 공포감 때문에 생겨난 혼란과 불안에 친구나 가족이 대처할 때 도움이 되지 않는 방식 중 하나는 건강 불안 행동에 가담하는 것입니다. 언뜻 보기에는 이런 행동들이 도움이 되는 것처럼 보일 수 있지만, 당신이 도와주려고 하는 그 사람이 가지고 있는 건강 불안이 부정적인 생각과 믿음을 꽉 움켜쥐게끔 강화하는 역할을 할 뿐입니다. 다음 절에서 우리는 몇 가지 긍정적인 대안을 제공할 것입니다. 다음은 가족과 친구들이 건강 불안에 관여하는 흔한 방법을 적어 놓은 목록입니다. 이것들 역시 바꾸는 것을 고려해 봐야 하는 영역입니다.

- 건강 불안이 있는 사람이 증상이나 공포에 대해 물어볼 때마다 안심을 시켜 주는 말로 응대해 주기(예: "당신은 괜찮아." "의사가 그러는데 걱정할 일이 하나도 없대." "난 괜찮아 보이는데." "당신은 죽지 않을 거야." 등)

- 건강을 모니터하는 행동을 장려하기(예: 혈압, 맥박, 체온 또는 다른 걱정되는 부분을 확인하기)
- 건강 불안이 있는 사람을 불필요하게 병원에 데려다주거나 의학적으로 안심이 되도록 도와주기(예: 의사 또는 건강관리 업체에 전화해 주기 등)
- 검사나 시술, 약 또는 보충제 등 건강에 관련된 비용 지불에 도움을 주기
- 건강 불안이 있는 사람이 불편해할 만한 상황이나 정보로부터 보호해 주기(예: 건강 정보가 나오면 텔레비전 채널을 돌리거나 건강 정보가 들어 있는 신문을 치워 놓기)
- 건강 불안이 있는 사람을 불편하게 만드는 장소나 물질 등을 피하기
- 건강 불안이 있는 사람을 논리적으로 설득하려 노력하기 —예를 들어, 뇌종양, 다발성 경화증 또는 심장질환에 대한 논리, 이론 그리고 사실에 근거하여— 하지만 모든 안심이 되는 말들과 마찬가지로 그 효과는 오래가지 못함

개입하지 않기를 계획하기

당신의 행동을 바꾸기 전에 개입하지 않기를 계획하기 위해 함께 노력하는 것이 가장 좋을 것입니다. 사랑하는 사람과 상의하지 않은 채 안심이 되는 말을 더 이상 해 주지 않으면 아마도 굉장한 불안과 혼란을 초래하게 될 것입니다. 불안 문제를 다루는 데 익숙한 치료자의 도움이 이 시점에서 아주 유용할 것입니다. 또한 건강 불안이 있는 친구, 배우자 그리고 가족이 이 책을 이용하여 노력하고 있는 내용을 더 잘 이해하기 위해 이 책 전부를 읽어 보는 것이 많은 도움이 될 것입니다.

이 책을 통해 당신의 친구나 사랑하는 사람이 노력한 것처럼 당신도 자신의 행동을 변화시키는 것을 고려해 보는 것이 적절할 것입니다. 어떻게 건강 불안

을 강화시키는 행동에 관여하는 것을 점차적으로 그만둘 것입니까? 여기에 당신이 함께 마주 앉아 행동 계획을 세워 보는 데 유용한 몇 가지 지침이 있습니다.

- 가정에서의 스트레스, 분노 그리고 좌절이 당신이 사랑하는 사람의 불안을 증가시킬 수 있고 변화를 위해 필요한 조치를 취하기 어렵게 만든다는 것을 인식하세요.
- 당신 자신의 분노와 좌절감을 감당할 수 있도록 최선을 다하세요. 건강 불안이 있다고 해서 사랑하는 사람을 비난하지 마세요.
- 사랑하는 사람이 잘 해 나가도록 지지를 보내 주되 좀 더 자주 연습하라고 잔소리하지는 마세요.
- 사랑하는 사람이 해도 된다고 허락하지 않는 한, 실수한 그의 행동(예: 안심시켜 주는 말을 해 달라고 할 때)을 고치려는 유혹을 참으세요.
- 당신이 해 주는 안심의 말의 횟수가 줄어들수록, 불안감이 나중에는 나아지지만 처음에는 일시적으로 증가할 수도 있다는 사실을 알고 계세요.
- 안심하는 말을 해 주는 것과 불안에 대한 안전행동에 참여하는 것을 그만두세요. 그렇지만 이렇게 하기 전에 왜 당신의 행동에 변화가 생기게 되었는지 이해할 수 있도록 사랑하는 사람과 그 과정에 대해 이야기를 꼭 나누세요. 비록 당신이 불안감에 따라 행동하지 않더라도 사랑하는 사람을 위해 그곳에 계속 있을 것이며 불안감을 극복하려는 노력을 지지해 줄 것이라는 사실을 설명해 주세요.
- 처음부터 당신의 개입을 완전히 없애는 것이 불가능하다면 점차적으로 당신의 개입을 줄일 수 있는 방법을(사랑하는 사람과 협의하여) 찾아보세요 (예: 안도의 말을 해 주는 횟수를 줄인다거나 안도의 말을 해 주기 전에 좀 더 뜸을 들이는 방식).
- 당신이 취하는 변화에 사랑하는 사람이 약간의 저항을 보일 수도 있다는

점을 예상하세요. 가끔씩 당사자와 이러한 변화에 대해 상의하여 변화를 시도한 당신의 이유를 분명하게 밝히는 것이 중요합니다.

• 안심의 말을 해 달라는 요구에 차분하고 힘이 되어 주는 방식으로 다음과 같은 구절을 사용하여 대답하세요.

  − "내가 당신에게 안심이 될 만한 말을 해 주면 그것이 장기적으로 봤을 때는 당신의 불안감이 계속되게 도와주는 것이 되고 말 거야."

  − "그 질문에 대답하는 것이 지금은 당신의 기분을 좀 더 나아지게 해 주 겠지만 길게 보면 결국엔 도움이 되지 않을 거라는 걸 알고 있어."

  − "당신의 치료자(또는 책)는 내가 당신에게 안심이 되어 주는 말을 해 주 고 싶은 마음을 억누를 수 있다면 우리가 함께 이 문제를 이겨낼 수 있 을 거라고 말해 줬어."

  − "힘들다는 건 알지만 당신을 대신해서 의사에게 전화해 주지 않는 게 최선이야."

📝 연습: 개입하지 않기 일정표 작성하기

어떤 종류의 행동이 건강 불안을 일으킬 수 있는지 이제 당신이 알고 있으 므로, 최종적인 개입하지 않기를 위한 일정을 함께 생각해 봅시다. 다음에 제시된 표는 6주로 짜인 계획 중 첫 2주에 대한 예시입니다.

날짜	건강 불안을 가지고 있는 사람의 가족이 할 수 있는 행동의 변화
7월 14~21일	• 암에 관한 신문기사를 꼼꼼히 읽거나 숨기는 것을 그만하기 • 약을 반복해 확인하는 것 그만하기
7월 22~29일	• 혀 색깔에 대해 안심시키는 말 그만하기 • 불편한 마음이 들더라도 일주일에 한 번씩 함께 의학 드라마를 시청하기

개입하지 않기 일정표	
날짜	가족이 할 수 있는 행동의 변화
	· · · · ·
	· · · · ·
	· · · · ·
	· · · · ·
	· · · · ·

● **포기하지 마세요**

　당신은 개입하지 않기 일정을 함께 짜 보았고 원칙적으로 대부분의 항목에 동의할 것입니다. 그렇긴 하지만 실제로 당신의 가족이나 친구가 너무나 간절하게 안도의 말이나 도움을 달라고 하는 것을 거부해야 할 때가 오면 뒤로 물러서지 않고 완강히 버텨내기가 어려울 수도 있습니다. 특히 발끈해서 포기해 버리거나, "다 괜찮아."라고 한 번 더 말해 주거나, 두통이 '아무것도 아닌 일'이라고 확신한다고 말해 버리기 쉬울 것입니다. 이번에는 정말로 무언가가 잘못된 것 같다고 애원하는데도 진료실에 데려다주는 것을 거절하는 것이 야박하고 잔인하게 느껴질 수가 있습니다. 그러나 당신은 스스로 판단하고 옳다고 느끼는 일을 해야 할 것입니다. 왜냐하면 건강 불안에 굴복하는 것은 그것을 계속 지속시키고 장기적으로는 더 나쁜 상황을 만들 수 있기 때문입니다. 이 사실에는 의심의 여지가 없습니다. 건강 불안에 맞서는 가족의 편에 서서 물러서지 않고 확고한 입장을 취하는 것이 어려운 일일 수는 있지만, 결국에는 당신이 해법의 일부가 될 수 있습니다.

🔍 요약해 보면

이 장에서 당신은 어떻게 건강 불안이 가족, 친구 그리고 의료인과의 관계에 영향을 미치는지에 대해 좀 더 배웠습니다. 또한 안심의 말이 어떻게 건강 불안을 지속시킬 수 있는지에 대해서도 배웠으며 당신의 삶에서 이러한 사람들과의 관계를 어떻게 개선할 수 있는지에 대해서도 고찰해 보기 시작했습니다.

06
스트레스를 다스리는 전략

살면서 직장이나 집 또는 다른 일상에서 오는 높은 수준의 스트레스가 불안 감이나 우울증 같은 부정적 감정을 증가시킬 수 있습니다. 매일 생겨나는 스트 레스에 대해 적절한 대처법을 사용하면 기본적인 각성 수준을 낮추는 데 도움 이 될 수 있고 전반적으로 불안과 고통이 감소됩니다. 이번 장은 일상에서 생겨 나는 스트레스에 더 효과적으로 대처하는 전략을 알려 줄 것입니다.

이 장에서 제시되는 전략들은 이전까지의 장에서 다루었던 것들과 다소 다 릅니다. 이전에 우리는 피하지 않는 것의 중요성을 강조했습니다. 우리는 당신 에게 불편한 생각, 감각, 감정, 상황을 직시하고 이러한 경험들이 불러일으키는 불안감을 받아들일 것을 권장했습니다. 건강에 관련된 불안감이 과도하거나 비현실적이라면, 당신이 가지고 있는 공포를 대면하는 것이 그것을 이겨 내는 데 중요합니다. 이 장에서 우리는 대부분의 사람이 스트레스 받는 일이라고 말 할 만한 실제 스트레스에 대처하는 전략을 다룰 것인데(예: 실제적인 건강 문제, 가 족 스트레스, 긴 업무 시간, 경제적 압박 등), 이러한 상황에서는 자기 자신을 더 많은 스트레스에 노출시키는 것이 정답은 아닙니다. 대신에 가장 좋은 접근법은 스트레스 상황에 더 잘 대처할 수 있는 방법을 찾는 것이고(마음을 이완하는 법을 배우는 것 등), 당신이 매일매일 경험하는 삶의 스트레스의 양을 줄이는 것입니다 (예: 과도한 업무량에 도움을 받을 수 있도록 처리해 놓는 것).

이 장에서 우리는 스트레스를 다스리는 세 가지 전략에 집중할 것인데 그것에는 마음챙김에 기초한 전략과 호흡훈련 그리고 점진적 근육이완훈련이 있습니다. 당신의 삶이 특별히 스트레스로 가득하다면, 『긴장 이완과 스트레스 감소 워크북』의 최신판을 찾아서 읽어 보십시오(Davis, Eshelman, & Mckay, 2008).[1]

이 책의 전반에 걸쳐서 다뤘던 것처럼, 회피는 결국에는 과도한 건강 불안을 유지시킵니다. 일반적으로 매일매일 나타나는 불안감, 걱정 그리고 스트레스를 다루는 데 이러한 기법들을 사용하는 것과 당신의 건강 불안을 불러일으키는 생각들이나 신체증상을 피하기 위해서 이 기법들을 사용하는 것 사이에는 매우 중요한 차별점이 있다는 사실에 주목하세요. 이 장에서 배우는 기술들은 매일매일의 스트레스에 대처하기 위해서나 일반적으로 덜 불안해하는 사람이 되기 위해 사용하는 것이 바람직할 것입니다. 건강 불안으로부터 주의를 돌리기 위해 이러한 전략을 사용하는 것은(특히 건강 불안 노출 훈련을 하는 동안) 도움이 되지 않으며, 심지어는 노출 훈련을 하나마나한 것으로 만들 수도 있습니다.

불안 관리 전략

이 기술들을 적어도 몇 주 동안 사용해 보세요. 매일 생각 기록과 노출 과제를 열심히 계속하면서 하루에 한두 번 정도 이 장에서 다루는 좀 더 일반적인

---

[1] 한글판 번역본: Davis, M., Eshelman, E. R., & Mckay, M. (2016). 이완 및 스트레스 감소 기법 모음 워크북 [The Relaxation and Stress Reduction Workbook (6th ed.)] (손정락 역). 서울: 하나의학사. (원저는 2008년에 출판)

전략들을 연습해 보세요(그러나 다시 말해 두지만, 건강 불안으로부터 자신의 주의를 돌리기 위해 이러한 기법들을 사용하지 마세요). 이 책의 뒷부분에서 이러한 기법에 대한 더 많은 정보를 찾을 수 있습니다. 여기에 제시되어 있는 내용은 단지 소개에 불과합니다. 항상 그렇듯이, 새로운 연습을 시도할 때는 상식대로 하세요. 제시된 기법 중 어떤 것이 당신에게 위험한 것이라고 믿을 만한 충분한 이유가 있다면(예: 점진적 근육이완요법을 하면서 목 근육에 힘을 줄 때 목 통증이 악화되는 경우), 다음번 진료 예약이 있을 때 주치의에게 그 문제를 다시 한번 확인해 보세요.

마음챙김

마음챙김 연습은 선불교, 서양의 명상 수행 그리고 동양의 명상에서 발전해 나왔습니다. 마음챙김은 매우 다양한 걱정을 가지고 있는 사람들에게 특히 도움이 되는 유용한 방법입니다. 예를 들어, 마음챙김에 기반을 둔 전략들은 우울증의 재발을 줄이는 데 효과적으로 사용할 수 있고(Willams et al., 2007), 범불안 및 걱정 증상을 줄이는 데도 사용할 수 있습니다(Orsillo & Roemer, 2011)

● 마음챙김이란 무엇인가

마음챙김의 정의를 찾아보면, 여러 곳에서 조금씩 다른 서술을 발견할 수 있을 것입니다. 마음챙김을 서로 관련된 두 가지 과정으로 생각하면 도움이 될 것입니다. 당신의 생각과 감정이 그저 생각과 감정일 뿐이라는 사실을 알아채면서, 바로 이 순간에 완전히 현재에 머물러 있는 것과 판단하지 않는 태도를 의도적으로 갖는 것을 말합니다. 마음챙김은 우리가 현재의 물리적 현실에 완전히 주의를 집중하고 우리의 생각과 감정은 순식간에 지나가는 것임을 알아챌 때 극대화됩니다.

● 지금 이 순간

이 순간에 완전히 집중하라는 것은 사람마다 서로 다른 것을 의미합니다. 이 책에서는 현재 당신이 있는 곳과 환경을 당신의 감각을 통해 알아차리라는 것을 의미합니다. 감각은 우리 자신이 환경과 만나는 그 지점(경계)에 있습니다. 경계의 한쪽 편에 물리적 세계가 존재하는데, 우리 자신 외의 모든 것, 그러니까 사람, 물건, 소음 또는 향기들이 존재합니다. 그리고 경계의 다른 한쪽 편에 우리의 내적 세계가 존재하는데 온전히 우리 안에 있는 모든 것, 말하자면 생각, 의견, 계획, 기억 그리고 느낌이 바로 그것입니다. 온전히 지금 이 순간에 몰두하기 위해서, 우리는 당신에게 그 경계 지점, 바로 당신의 감각이 세상과 만나는 바로 그 지점에 초점을 두기를 요청합니다. 당신이 현존하는 바로 이 순간에 당신은 무엇을 듣고, 냄새 맡고, 맛보고, 느끼고, 그리고 보고 있습니까?

● 생각과 느낌을 지나 보내기

뉴스 해설자처럼 우리 모두는 마음의 해설자를 가지고 있습니다. 때로 그것을 내면의 목소리나 사고 과정이라고 부르기도 합니다. 어떤 순간에 우리가 마음속으로 하는 대부분의 일은 뒤죽박죽되는 경향이 있는데, 감각에 주의가 끌리고 다양한 생각에 빠져 있기 때문입니다. 이러한 생각들이 '해설자'입니다. 해설자는 지나간 일을 되짚어 보고, 앞으로의 일을 예측하며, 가치를 판단하고 결정하며 부여하는 등의 일을 하고 있습니다. 때때로 해설자가 그런 일들에 너무나 몰두해 있어서 우리는 현재에 완전히 머물러 있기가 힘듭니다. 어떤 페이지를 읽고 나서 거기 나온 단어를 기억 못한 적이 있었나요? 운전해서 출근을 했는데 지나온 길에 어떤 일이 일어났는지 전혀 인식하지 못한 적이 있나요? 맛을 전혀 느끼지 못한 채 햄버거를 먹어 치운 적이 있나요? 아니면 누군가에게 안부를 묻고서는 대답을 듣지도 않은 적이 있나요? 당신은 아마도 생각이나 감정에 의해 주의를 빼앗겨서 그랬을 것입니다. 때때로 우리는 우리의 생각이나 감정이 진짜이고 객관적이며 사실이라고 믿으며, 그것들이 단지 정신적 내용물일 뿐이라는 사실을 망각합니다. 당신의 생각이나 감정을 판단하거나 표식을 해 두거나 당신의 의식에서 밀어낼 필요가 없습니다. 또한 그것들에 맞서 싸우거나 항상 그것에 맞춰 행동할 필요도 없습니다. 그것들은 시간이 지나면 그냥 사라질 테니까요.

● 마음챙김으로 현재에 머물기

마음챙김은 어떤 형식을 갖춘 명상 프로그램에 끼워 맞출 필요가 없으며, 당신의 마음챙김하는 모습이 다른 누군가의 모습과 같을 필요도 없습니다. 그렇긴 하지만 좀 더 알고 싶다는 호기심으로 여기에 약간 추가해 보고 싶다거나 좀 더 형식을 갖춘 어떤 마음챙김 기술을 시도해 보고 싶다면, 선택해 볼 수 있는 좋은 자료가 참고자료 부분에 있습니다.

당신은 간단한 마음챙김을 언제든지, 어느 곳에서나 연습해 볼 수 있습니다. 누울 필요도 없고 특별한 방식으로 숨 고르기를 할 필요도 없고 요가 자세를 취할 필요도 없습니다. 마음챙김한다는 것은 지금 이 순간 무엇이 일어나고 있는지를 자각하는 것이며 당신의 마음이 일상적으로 해설하는 것을 행동에 옮기지 않고 알아차리기만 한다는 것을 말합니다.

자신의 감각에 집중한다면 산책하는 것도 마음챙김하는 하나의 연습이 될 수 있습니다. 예를 들어, 발가락의 감각을 느낀다든지, 팔을 휘저을 때 내는 소리들이나 머리카락을 스치고 눈가를 마르게 하는 산들바람, 폐로 들어오고 나가는 숨의 느낌, 해가 드는 쪽과 그늘이 지는 산책로를 걸어갈 때 번갈아 느껴지는 따뜻함과 시원함, 자신이 내딛는 발자국 소리, 자신의 숨소리, 잔디 위에 이는 바람 그리고 자신을 둘러싸고 있는 풍경과 냄새들을 느껴 보는 것, 이 모든 것이 마음챙김 방법입니다. 은경 씨는 연습을 할수록 마음챙김을 하면서 산책을 하는 것이 점점 쉬워지는 것을 깨달았습니다. 그녀는 또한 자신이 현재 실제로 경험하고 있는 것에 세심한 주의를 기울이는 연습을 통해, 그녀가 실제 다양한 감각을 경험하고 있고 자신이 두려워하던 몸의 두 가지 감각(두통이나 눈의 통증)은 그녀가 경험하는 여러 감각 중 두 개에 불과하다는 사실도 알게 되었습니다.

은경 씨가 마음챙김하면서 산책을 하게 되자 그녀는 종종 자기 자신의 생각에 의해 —해설가에 의해— 가던 방향에서 벗어나게 된다는 사실을 깨닫게 되었습니다. 한 순간에는 마음챙김을 하며 산책을 하고 있다가도 다음 순간에 저녁을 제시간에 준비하려면 서둘러야 한다는 생각이 들기도 했습니다. 생각이라는 것이 종종 그렇듯이, 주제가 저녁 준비에서 식료품으로, 그러다가 딸의 반찬 투정으로 옮겨 다녔습니다. 그러면 은경 씨는 잠시 멈추고 생각했습니다. "이런 모든 일을 다 생각하지는 말아야 해! 난 이제 이 연습을 다 망친거야!" 그녀는 패배감을 느꼈습니다.

이것이 정확하게 마음챙김의 두 번째 측면이 관여하는 지점입니다. 즉, 당신의 생각과 느낌을 있는 그대로 받아들이는 것입니다. 은경 씨는 그녀의 생각이 좋지도 나쁘지도 않았고, 적절하지도 부적절하지도 않았으며, 옳거나 그르지도 않았다는 사실을 기억해 냈습니다. 그것들은 그저 생각들일 뿐입니다. 마치 그것들이 개울 위를 떠가는 나뭇잎인 것처럼 각각의 생각과 감정을 호기심과 흥미를 가지고 바라보았습니다(예: '이거 재미있네. 내 마음이 저녁 식사 문제와 딸 아이 사이를 헤매고 있구나. 마음속으로 식료품 목록을 꾸미고 있었던 거야. 패배감을 느끼고 있구나라고 생각하는 것처럼). 그런 다음 그녀는 이러한 생각들에 맞서 싸우거나 판단하지 않고 그냥 지나가게 내버려 두었습니다. 일단 당신이 그렇게 해 보면 —당신의 생각과 느낌을 알아차린 후 그것들이 그냥 흘러가게 바라만 보면— 당신은 자신의 주의를 살며시 다시 감각으로 돌려놓을 수 있습니다. 은경 씨에게 있어서 이것은 자신이 잠시나마 정신을 딴 곳에 판 것을 지적하지 않고 다시 마음챙김하면서 산책할 수 있음을 의미했습니다. 산만해진다는 것은 본질적으로 긍정적이지도 부정적이지도 않습니다. 한마디로, 마음은 원래 떠도는 것입니다. 당신은 건강 불안에 관련된 생각(예: '아무래도 혈압을 재 봐야 할 것 같은 기분이 든단 말이야')을 행동하는 것 없이 그저 알아차리는 데 마음챙김을 사용할 수 있습니다.

📝 연습: 이 순간에 온전히 존재하기

우리의 일상에서 마음챙김을 생활화하는 하나의 방법은 당신의 주의를 자극하는 어떤 신호를 사용하는 것입니다(칫솔 옆에 비타민 통을 두어 매일 아침 먹어야 하는 것을 기억하게 하는 것처럼). 환경적인 신호의 한 가지 예는 문 열기입니다. 당신은 매번 문을 열 때마다 마음챙김 연습을 할 수 있습니다. 문을 열면서부터 시작하여 이후에 할 일을 계속하면서(계단을 올라가거나 차에 시동을 거는 것), 당신의 감각과 당신이 처해 있는 상황을 그저 알아차리세요. 문을 열 때 손에 잡히는 문 손잡이의 느낌에 주의를 주어 보세요. 따뜻한가요, 차가운가요? 부드럽나요, 거친가요? 금속으로 만들어졌나요, 아니면 플라스틱인가요, 나무 재질인가요? 빛을 반사하나요? 문을 열었을 때 어떤 소리가 났나요? 무슨 생각이 들었나요? 기억하세요, 당신은 그저 대상들을 알아차리고 —온도, 소리, 빛, 이것들과 다른 것들에 대한 당신의 생각들— 떠돌면서 흘러가는 생각들을 바라보고 있는 것입니다.

만약 마음챙김 문 열기가 당신에게 잘 맞지 않는다고 느껴지면, 더 잘 맞는 다른 신호를 고르세요. 다른 예로는 집안일을 시작할 때 청소기나 걸레를 집어 든다거나 싱크대에 주방 세제를 짜 넣는 것 또는 먹음직한 식사를 처음 한 입 베어 무는 것 등이 마음챙김할 수 있는 신호가 될 수 있습니다. 나만의 마음챙김 연습을 시작하도록 하는 시작 신호를 다음에 적어 보세요.

마음챙김 연습을 시작하기 위한 신호

_____

_____

_____

📝 연습: 마음챙김 연습 기록지

많은 사람은 마음챙김이 약간의 연습을 필요로 한다는 것을 알고 있습니다. 마음챙김이 당신에게 유용한 기술인지 아닌지를 결정하기 위해서, 다음의 기록지를 사용하거나 노트나 일기장에 기록지를 만들어 보세요. 하루에 한 번 이상 마음챙김 연습을 하면서 다음의 기록지를 작성해 보세요. 날짜 및 시간, 마음챙김 과제, 감각에 집중하는 능력('아예 할 수 없다'는 의미의 0에서 시작해서 '완벽하게 할 수 있다'는 100까지의 척도를 사용) 그리고 생각과 감정들을 그냥 흘러가게 놔두는 능력(이것 역시 0에서 100까지의 척도를 사용)을 입력하세요. 다음은 연습 기록지의 예입니다.

마음챙김 연습 기록지			
날짜/시간, 과제연습시간	마음챙김 과제	감각에 집중하는 능력	생각과 감정을 흘러가게 놔두는 능력
7월 14일/오후 7시, 30분	먼지 털기	50	20
7월 15일/오후 7시, 10분	개를 쓰다듬기	80	65

호흡법 다시 배우기

연구에 따르면, 호흡에 있어서의 미묘한 변화가 마비나 손, 발 그리고 입술의 얼얼함, 경미한 어지럼증, 현기증, 두통, 흉통 그리고 숨 차는 느낌 등과 같은 불안증상을 야기할 수 있습니다(Barlow, 2002).

● **과호흡**

앞서 제시된 증상들은 사람들이 과호흡을 일으키거나 필요한 것보다 좀 더 빠르거나 깊게 호흡하는 경우에 특히 흔한 증상입니다. 과호흡은 사람들이 스트레스를 받고 있을 때나 높은 수준의 불안감을 경험할 때 흔히 나타납니다. 호흡 이상으로 인해 야기된 증상들은 간혹 불필요하게 진료를 받으러 의사에게 간다거나 심각한 병으로 생각하여 응급실을 가게 만들기도 합니다.

공기가 부족한 느낌은 과호흡을 경험하는 사람들에게 흔하게 나타나지만, 실제로는 그 반대가 사실입니다. 과호흡(또는 과잉호흡)은 당신이 너무나 빠르게 혹은 너무나 깊게 숨을 쉬어서 당신의 몸이 이산화탄소(CO_2)를 생산해 내는 것보다 더 빠르게 배출하는 것을 의미합니다. 과호흡은 당신의 피 속에 있는 이산화탄소 농도를 보통보다 낮은 수준으로 줄여서 혈액을 조금 알칼리 상태로 만들어 줍니다. 해가 되지는 않지만 과호흡으로 인해 핏속에 이산화탄소가 적으면 혈관의 수축을 일으키고 그것이 앞서 언급한 경미한 어지럼증과 다른 이상 감각증상을 야기합니다. 이렇게 생긴 증상은 불안감으로 인해 생기는 증상과 사실상 동일합니다. 심지어 심호흡이나 한숨조차도 만성적으로 과호흡을 하는 누군가에게는 증상을 유발할 수 있습니다. 사실상, 어떤 사람들은 하루 종일 증상이 나타날 수도 있고 다른 사람들은 불안감을 느낄 때나 스트레스를 받고 있는 동안에만 증상을 보이기도 합니다.

■ **과호흡의 원인**: 때때로 과호흡은 명백히 알 수 있습니다. 하지만 어떤 경우는 좀 더 미묘하게 일어나는 경우가 많고, 당신이 지금 과호흡을 하고 있다는 사실조차 모를 수도 있습니다. 스트레스를 받거나 걱정이 생길 때, 목이나 목구멍, 복부의 근육이 긴장될 수 있습니다. 이러한 종류의 근육 긴장은 (특히 복부의) 빠른 호흡으로 이어질 수 있습니다. 이러한 종류의 호흡은 가슴의 윗부분에서 중점적으로 이루어지는 경향이 있는데 이러한 현상을 '가슴 호흡'이라고 부

룹니다. CO_2의 감소가 고통스러운 증상들을 일으키기 때문에 당신은 그것들을 두려워하게 될 수 있습니다. 그러면 각성이 고조되고, 불안과 불안에 관한 감각들이 쳇바퀴를 돌게 됩니다.

당신이 스트레스를 받았을 때 여기저기 돌아다니는 것보다 움직이지 않을 때 혹은 상대적으로 가만히 있을 때 과호흡이 더 잘 생긴다는 사실은 매우 흥미롭습니다. 앉아 있거나 누워 있는 것은 무섭거나 불편한 감각에 대한 자연스러운 반응입니다. 그런데 불행하게도 그것은 과호흡(그리고 과호흡과 함께 생기는 증상들)을 일으킬 가능성을 더 높입니다. 다음번에 불안과 관련된 증상을 경험하게 되면(1장에 있는 목록으로 되돌아가서), 시험 삼아 계단을 위아래로 걸어 본다거나, 진공청소기를 돌리거나, 개를 데리고 몇 분 정도 산책을 나가는 것과 같은 가벼운 활동을 시도해 보세요. 증상에 변화가 있는지 살펴보세요.

■ 당신이 과호흡을 하고 있는지 어떻게 알 수 있나요? 많은 사람이 자신의 증상이 과호흡 때문이었다는 것을 알게 되면 안도를 하게 됩니다. 다음에 당신이 호흡하는 방식이 지금 겪고 있는 증상에 이바지했는지 알아볼 수 있는 몇 가지 힌트가 있습니다.

- 1분에 14회 또는 그 이상 숨쉬기
- 대체로 가슴의 윗부분을 움직이며 호흡하기(다른 말로 하자면, 보통의 숨 쉬기 방법처럼 복부가 안팎으로 움직이는 복식호흡을 하는 대신에 당신의 가슴뼈, 목, 어깨 또는 쇄골이 움직이는 가슴호흡)
- 빈번한 심호흡, 한숨 또는 하품

호흡 방법을 바꾸거나 운동을 해서 몸에서 생성되는 CO_2의 양을 늘리면 과호흡의 영향은 줄어듭니다.

● 복식호흡

호흡에 관여하는 두 개의 주된 근육 그룹이 존재합니다. 먼저, 횡격막은 종잇장같이 생긴 근육으로 흉곽의 맨 아랫부분을 따라 이어져 있습니다. 횡격막이 수축하면 아래로 내려가면서 흉강을 확장시키고 그로 인해 폐로 공기가 흘러들어가게 해 줍니다. 횡격막이 이완할 때 우리는 숨을 내쉽니다. 복식호흡을 하면 횡격막이 폐 하부를 내렸다 올렸다 하기 때문에 배가 움직이게 됩니다. 호흡에 관여하는 또 다른 근육은 늑간근인데, 이것은 갈비뼈 사이에 위치해 있으며 흉곽을 확장하거나 수축하게 해서 공기가 폐로 들어가고 나갈 수 있게 만들어 줍니다. 주로 늑간근에 의존해서 이루어지는 호흡은(가슴호흡) 폐 윗부분을 확장시키므로 가슴이 많이 움직입니다.

보통 호흡은 느리고 힘이 들지 않고, 규칙적이며 부드럽고 조용하며 원칙적으로 횡격막이 대부분의 일을 합니다. 그렇지만 사람들은 때때로 호흡할 때 늑간근을 과도하게 사용하기도 하는데 이것은 이완이 덜 되는 방식으로 호흡하는 것입니다. 복식호흡은 호흡할 때 주로 사용하는 근육을 늑간근에서 횡격막으로 바꾸는 것입니다. 어떤 사람들은 복식호흡을 별다른 어려움이 없이 숙달할 수 있지만 어떤 사람들은 상당한 연습이 필요하기도 합니다. 목표는 빠른 (가슴)호흡에서 느리고 규칙적이며 리드미컬한 (복식)호흡으로 바꾸는 것입니다. 약간의 연습을 하고 나면 당신은 복식호흡이 점차 자동적으로 된다는 것을 알게 될 것입니다.

복식호흡을 배우면 신체증상과 불안감에 긍정적인 변화가 나타날 수 있습니다. 다음은 복식호흡을 배울 수 있는 방법입니다.

1. 등을 대고 눕거나 기댄 자세로 앉으세요(처음에는 베개를 베고 머리를 높여 자신의 배를 볼 수도 있습니다).
2. 옷의 조인 부분을 느슨하게 하세요(벨트, 넥타이, 칼라 등).

3. 몸 전체, 그중에서도 특히 배 근육, 가슴, 어깨, 목, 얼굴 그리고 턱을 이완 시키기 위해 몇 초 정도 여유를 주세요.

4. 배 위에 책 한 권을 올려놓으세요(배꼽 바로 근처에).

5. 코를 통해 편안하고 리듬에 맞추어(그렇지만 깊지는 않게) 숨을 쉬세요. 숨을 들여 마실 때, 배가 천천히 올라가게 하세요. 책이 서서히 올라갈 것입니다. 마치 당신의 배가 살며시 공기가 채워지는 풍선처럼 되게 말입니다.

6. 잠깐 숨을 참은 후 숨을 내쉬어 보세요. 천천히 숨을 내쉴 때, 풍선에 바람이 빠지듯이 부드럽게 책이 내려갈 것입니다.

횡격막을 이용하여 숨을 쉬면, 숨을 들이쉴 때 배가 앞으로 부풀려지고 내쉴 때 홀쭉하게 들어갑니다. 만약 당신이 책을 위아래로 움직이게 만들 수 있다면, 다음에는 책 없이 연습을 시도해 보세요. 그런 다음에 앉은 자세에서 또는 서 있는 상태에서 시도해 보세요. 연습을 하면 어떤 자세에서든 횡격막을 이용하여 숨을 쉬는 것이 가능해질 것입니다.

📝 연습: 호흡법 고치기

이제 복식호흡이 어떻게 보이고 어떻게 느껴지는지를 알게 됐으므로, 당분간 지속적으로 시도해 봐야 합니다. 다음에 몇 가지 지침이 있습니다.

- 한 번에 5분에서 10분 동안 하루에 두 번씩 연습하세요(예: 아침에 알람이 울리면 자리에서 일어나기 전에 호흡 연습을 해 보세요).

- 첫 며칠은 자신의 평소 속도대로 호흡하세요. 어지럽다면 잠시 연습을 중단하세요(며칠에 걸쳐 5분까지 천천히 늘려도 됩니다).

- 너무 빠르거나 너무 깊게 호흡하지 않도록 하세요. 그저 느리고 규칙적으로 호흡하세요.
- 한 주 정도 지나서, 들이쉴 때 4초 정도 그리고 내쉴 때도 4초 정도 걸리게 점진적으로 호흡 속도를 늦추기 시작하세요.
- 누운 자세에서 연습을 하고 있었다면 두 번째 주 동안에는 앉은 자세에서 훈련하기 시작하세요.
- 이런 종류의 숨쉬기가 편안해지면 다양한 상황에서 숨쉬기를 시도해 보세요(예: 식료품을 사는 동안, 텔레비전을 시청하는 동안 또는 신호등이 바뀌기를 기다리는 동안).
- 여전히 복식으로 호흡하고 있는지에 대해 확신이 서지 않는다면, 한 손은 가슴 위쪽에 두고 다른 한쪽은 배꼽 위에 두세요. 위쪽에 놓인 손이 그다지 움직이지 않아야 하며 아래쪽에 둔 손은 숨을 들이쉴 때 부드럽게 밀려 나오고 숨을 내쉴 때 다시 들어가야 합니다.
- 마지막으로, 완벽하게 해내려고 너무 애쓰지 마세요. 그저 당신의 호흡이 어떤지 알아차리세요. 그런 다음 천천히 그리고 꾸준하게 호흡하는 것을 시도해 보세요.

📝 연습: 복식호흡 훈련 기록지

이 책에서 살펴본 모든 기술과 마찬가지로, 복식호흡하는 법을 배우는 것은 연습이 필요합니다. 이것이 당신에게 유용한 기술인지 아닌지를 알아내기 위해서 다음의 기록지를 사용하거나, 노트나 일기장에 또 다른 기록지를 만드세요. 거기에 날짜 및 시간, 몇 분간 연습했는지, 각각의 연습을 하기 전의 불안감 정도 그리고 각각의 연습을 하고 나서의 불안감 정도 등을 기록하세요. 불안감의 정도를 평가하기 위해 0(불안감이 하나도 없다)에서 100(당신이 상상할 수 있는 최고의 불안함을 느낌)까지의 수치를 사용하세요. 다음은 병규 씨가 작성한 복식호흡 훈련 기록지의 예입니다.

날짜/시간	몇 분간 연습했는지	연습 이전의 불안감	연습 이후의 불안감
7월 14일/오전 8시	10	70	65
7월 14일/오후 2시	5	55	40
7월 14일/오후 8시	5	75	40
7월 15일/오전 8시	10	40	40
7월 15일/오후 5시	5	55	40
7월 15일/오후 10시	15	70	25

병규 씨가 느린 복식호흡을 배우기 시작했을 때, 처음에는 자신의 불안감이 조금 커진다는 것을 알게 되었습니다. 이것은 너무나도 이치에 맞는 말인데 우리가 감각에 집중할수록 그 감각이 증폭되기 때문입니다. 이후 3개월에 걸쳐, 병규 씨는 좀 더 오랜 시간 동안 연습할 수 있었고, 요즘 들어 실제로 편안하게 느꼈으며, 매일매일 느끼는 전반적인 불안감 수준도 역시 감소하였다는 것을 알게 되었습니다.

복식호흡 훈련 기록지			
날짜/시간	몇 분간 연습했는지	연습 이전의 불안감	연습 이후의 불안감

점진적 근육이완

이 장에서 논의할 마지막 전략은 몸의 근육을 이완하는 법을 배우는 것입니다. 이것은 1930년대에 에드먼드 제이콥슨에 의해 창시되었고 이후에 더글러스 번스타인과 토마스 보코벡에 의해 개선되었습니다(Bernstein & Borkovec, 1973; Bernstein, Borkovec, & Hazlett-Stevens, 2000). **점진적 근육이완**(Progressive Muscle Relaxation: PMR)으로 알려져 있는 이 기법은 스트레스 관리법, 불안감, 불면증, 두통, 분노 그리고 특정 종류의 통증을 포함한 광범위한 문제에 아주 유용합니다. 제이콥슨(Jacobson, 1938)은 긴장된 마음은 이완된 몸 안에 존재할 수 없다고 말했습니다. 이 장에 기술되어 있는 PMR 연습은 애초에 제이콥슨에 의해 개발되었고 번스타인과 그의 동료들이 변형한 것입니다.

● PMR은 어떻게 작동하나

처음에 PMR은 한 번에 하나의 근육 그룹을 선택하고, 의도적으로 근육을 긴장시킨(약 5초 정도) 다음, 그 부위를 완전히 이완시켜 주는(약 20~30초 정도) 과정을 거칩니다. 긴장을 풀어 주기 전에 근육 그룹을 긴장시키는 것이 긴장된 근육에 대한 알아차림을 높여 주고, 긴장감과 이완감의 차이를 구별할 수 있게 도와주며, 더 깊은 상태의 이완을 가능하게 하는 추진력을 제공해 줍니다. 15분 내지 25분 사이의 PMR 세션을 마친 후에, 많은 사람이 이전보다 훨씬 더 육체적으로 편안해졌음을 느끼게 됩니다.

연습이 진행되면서 PMR의 목표는 간단히 아무 데서나 할 수 있도록 연습하는 것인데, 이를 통해 긴장이나 불안을 느낄 수 있는 어느 장소에서든지 할 수 있게 됩니다. 모든 근육 그룹에 대한 이완 연습을 몇 주 정도 훈련한 후에, 다음 단계는 근육 그룹을 4개로 줄이는 것입니다. 그 다음 단계는 긴장 훈련은 하지 않으면서 4개의 근육 그룹을 이완시키는 것입니다. 치료의 마지막 단계는 한꺼번에 몸의 모든 근육을 이완시키는 것입니다.

　■ 초기 과정: PMR 연습을 시작하기 위해서 편안한 의자에 앉거나 또는 바닥에 누워도 됩니다. 몸에 꽉 끼는 옷은 느슨하게 하고 부드럽게 눈을 감고서 느리고 편안한 방식으로 호흡하세요(앞에서 호흡 재훈련에 관해 배웠던 것처럼). 특정한 근육 그룹을 번갈아 가며 긴장시키고 이완시킬 것입니다. 각각의 근육 그룹을 이완시킬 때(각각 20~30초 동안), 전신을 느슨히고 편안하게 하노록 허용해 보세요. 각각의 주요 근육 그룹을 어떻게 긴장시키고 이완시키는지에 대한 설명이 제시되어 있습니다.

　1. 손: 주의를 손에 집중시키고 숨을 들이쉬면서 단단히 주먹을 쥐세요. 주먹을 쥔 상태를 5초 정도 유지하면서 그 꽉 쥔 감각을 느껴 보세요. 그런 다음 숨을 내쉬면서 갑자기 완전히 근육에 힘을 빼 버리세요. 손을 완전히 이완시키고 20~30초 동안 축 늘어지게 만드세요. 이번에는 손가락을 팽팽하게 똑바로 활짝 펴세요. 그 상태를 5초 동안 유지하고 힘을 갑자기 뺀 후 감각이 어떻게 다른지 제대로 알아차려 보세요. 20~30초 동안 편안히 이완하세요.

　2. 팔: 주의를 팔에 집중시키세요. 이두박근을 긴장시키기 위해서, 팔꿈치를 중심으로 팔을 구부리고 어깨 쪽으로 손을 들어 올린 다음, 숨을 들이쉬면서 상완 근육에 팽팽하게 힘을 주세요(손은 꽉 쥐려 하지 말고 편안하게 둔 채로). 5초 정도 그 상태를 유지한 다음, 숨을 내쉬면서 팔을 몸의 양옆으로 느슨하고 편안하게 떨어뜨리세요. 역시 20~30초 동안 이완된 상태의 팔의 감각을 알아차려 봅니다. 계속해서 숨을 들이쉬면서 근육을 긴장시키고, 긴장을 풀 때는 숨을 내쉬면서 하세요.

3. 이마와 두피: 주의를 얼굴의 윗부분과 머리에 집중하세요. 눈썹을 위로 올려서 이마에 주름이 지게 만드세요. 5초간 이 상태를 유지한 후 이마를 반듯하게 펴면서 긴장을 풀어 주세요. 이마를 이완시키고 20~30초 동안 이완된 느낌을 허용하세요.

4. 얼굴 근육: 당신의 주의를 얼굴의 아래쪽으로 이동시키세요. 당신의 입, 눈 주위와 눈 아래 부분이 이에 해당합니다. 입을 꽉 다물고 눈을 꼭 감으면서 이 근육들을 팽팽하게 조이세요. 5초 동안 이 상태를 유지하고(호흡을 하는 건 잊지 마세요), 그런 다음 힘을 빼고 20~30초 이완된 느낌을 알아차리세요.

5. 턱: 당신의 주의를 턱 근육 쪽으로 이동시키세요. 턱을 꽉 다물어 주위의 근육이 긴장되는 것을 느껴 보세요. 5초간 그 상태를 유지한 후 힘을 빼세요. 입을 아래로 떨어지게 벌려서 턱이 느슨하고 이완되게 허용하고 20~30초 동안 머무세요.

6. 목과 어깨: 주의를 목과 어깨에 집중시키세요. 어깨를 끌어당겨 귀 쪽을 향해 올리세요. 그 상태를 5초 유지하다가 어깨를 아래로 떨어뜨리면서 힘을 빼세요. 긴장감이 차츰 사라짐을 느끼실 겁니다. 이완하세요. 어깨를 중립적이고 편안한 위치에 놓은 뒤, 약간 당겨진다고 느껴질 때까지 머리를 천천히 오른쪽으로 돌리고 그 상태를 유지한 다음 이완하세요. 다음엔 왼쪽으로 머리를 돌리고 멈춘 후 다시 이완하세요. 머리를 숙이고 앞을 향하게 하여 당길 때까지 턱을 가슴 쪽으로 가져 오세요. 그 상태를 유지하다가 이완하세요. 당신이 이미 열심히 연습했던 근육들이 여전히 느슨하고 편안해졌는지 확실히 하기 위해, 10초에서 15초가량 여기까지 이완 연습을 한 근육들을 마음속으로 다시 한번 살펴보십시오. 어떤 부분이라도 긴장된 곳이 발견되면 그곳의 힘을 빼세요.

7. 등 위쪽: 다음에는 주의를 견갑골 사이로 향하게 하고 양쪽 견갑골을 아래로 함께 내립니다. 5초간 이 상태를 유지한 후 이완시키고 20~30초 동안 머무르세요.

8. 배: 당신의 주의를 살며시 배 근육으로 옮겨 보세요. 배를 안쪽으로 밀어 넣으면서 근육을 팽팽하게 긴장시키세요. 5초간 이 상태를 유지한 후 완전히 근육에 힘을 빼세요. 천천히 숨을 들이쉬고 내쉬면서 그 부위에서 사라지는 긴장을 느끼세요.

9. 엉덩이: 주의를 엉덩이로 옮겨 보세요. 함께 모아 당겨서 엉덩이를 긴장시키세요. 그 상태를 5초간 유지한 후 힘을 빼세요. 이완하시고 천천히 호흡합니다.

10. 허벅지: 허벅지에 주의를 기울이세요. 허벅지 근육을 의식적으로 팽팽하게 긴장시키면서 배를 수축시키지 않도록 하세요. 그 상태를 5초간 유지한 후 힘을 빼세요. 허벅지에 있던 긴장감이 소멸되는 것을 느끼세요.

11. 종아리: 주의를 당신의 종아리 근육으로 돌리세요. 종아리를 팽팽하게 긴장시키면서 발가락 끝을 위로 향하게 하세요. 그 상태를 유지하다가 이전처럼 힘을 빼세요.

12. 발: 마지막으로, 발에 집중하세요. 발가락이 바닥을 향하게 동그랗게 말아서 함께 모으세요. 긴장된 상태를 5초 정도 유지하다가 힘을 빼고 몸 전체의 긴장감이 발가락을 통해 바닥으로 흘러나오는 것을 20~30초 정도 느껴보세요.

당신의 PMR 연습이 끝에 가까워질수록 어딘가에 긴장감이 남아 있는지 마음 속으로 몸 전체를 훑어보세요. 마지막으로, 잠깐 동안 긴장을 더 풀어 보세요. 천천히 하나부터 다섯까지 세면서 각 숫자를 셀 때마다 잠시 멈춘 후 편안하게 호흡을 하고 근육들이 점점 더 완벽하게 이완된 것을 느껴 보세요. 다섯까지 다 센 후에는 신체적으로 완전히 이완되었다고 느낄 것입니다. 1분 혹은 2분 동안 이완된 상태를 유지한 채 천천히 그리고 편안하게 호흡하세요. PMR 연습을 마칠 준비가 되었을 때, 숫자를 세면서 좀 더 알아차리고 집중하면서 천천히 다섯부터 하나까지 거꾸로 숫자를 세 보세요. 둘에 다다랐을 때, 부드럽게 눈을 뜨십시오. 하나에 다다랐을 때 당신은 정신이 맑아지고 이완되어 있을 것입니다.

☷ 연습: 당신의 PMR 원고

이 책을 들고 PMR 연습 과정을 전부 다 읽으면서 연습을 해서는 이완을 하면서 부드럽게 연습할 수 없을 것입니다. 그래서 원고를 다 외울 때까지(보통 1주에서 2주의 시간이 걸립니다) 이용할 수 있는 몇 가지 선택지가 있습니다.

- 연습을 하는 동안 친구나 가족 구성원에게 PMR 원고를 큰소리로 읽어 달라고 부탁할 수 있습니다.
- 인터넷에서 과정을 상세히 안내해 줄 '점진적 근육이완 오디오'라고 되어 있는 무료 디지털 음원을 찾아보실 수 있습니다. 이 책의 뒤편에 있는 참고자료에서 두 개의 예를 찾을 수 있습니다.
- 당신이 살고 있는 지역 도서관에 PMR 테이프나 CD가 있는지 확인해 보세요.
- 자신의 목소리로 직접 녹음한 다음, 연습할 때 사용해 보세요.

- 유튜브에서 '점진적 근육이완'으로 검색하여 나온 동영상을 틀어 연습해 보세요.

어떤 선택을 하든 상관없이 원고는 다 비슷할 것입니다. 다음의 내용대로 지금 바로 연습을 시작해 보세요.

긴장을 풀면서 부드럽게 두 눈을 감으세요. 호흡에 집중하세요. 느리고 부드럽게. [멈춤] 들이마시고. [멈춤] 내쉬세요. 잠깐 동안 긴장을 푸시고 호흡만 하세요. [약 1분 정도 멈춤] 편안하게 쉬세요. 이제 당신의 손에 주의를 집중하세요. 숨을 들이쉬면서, 두 손을 단단하게 주먹 쥐세요. 좋습니다. 잠시 그 상태를 유지하세요. 손가락, 엄지 그리고 손목에서의 긴장감을 느껴 보세요. [멈춤] 자, 이제 주먹을 펴고 손을 이완시키세요. 차이를 느껴 볼 수 있나요? 갑작스럽게 사라진 긴장이 기분을 좋게 만듭니다. 긴장감이 사라지고 있습니다. 당신의 손을 계속 이완시키면서 계속해서 차분하고 느리게 호흡하세요. [20~30초 정도 멈춤] 이제 할 수 있는 만큼 활짝 손가락을 펼치면서 당신의 손을 풀어 주세요. 좋습니다, 멈춰서 계속 그 상태를 유지하세요. 손바닥을 가로질러 손가락에 전해지는 긴장감을 느껴 보세요. [멈춤] 그리고 힘을 빼세요. [서너 번 호흡하는 동안 또는 20~30초 동안 멈춤]

앞서 기술한 것과 같은 방식으로 각각의 근육 그룹을 긴장시키고 이완시키면서 다음 근육 그룹으로 계속 진행하세요. 스스로에게(또는 친구를 위해 이것을 읽어 주고 있다면 다른 사람에게) 계속 호흡을 하라고 상기해 주세요. 유혹이 있더라도 원고를 서둘러서 끝마치지 마세요. 다음 근육 그룹으로 진행해 가기 전에 충분한 시간을 두세요. 전체의 원고를 마치는 데 약 20분 정도의 시간이 걸려야 합니다. 당신의 경험을 기록해 놓으세요(207쪽에서 PMR 연습 기록지를 찾을 수 있을 것입니다).

● PMR 연습 방향

PMR의 목표는 시간이 지남에 따라 이러한 장황하고 세세한 원고가 없이도 당신의 모든 근육 그룹 전체를 한 번에 이완시킬 수 있는 쪽으로 발전해 나가는 데 있습니다. 이것은 마치 피아노를 배우는 것과 같습니다. 처음에는 선율을 연주하는 것을 배우고 다음에는 화음을 배우며 그런 다음에는 페달 밟기를 배우는 것처럼 말입니다. 목표는 물론 이러한 요소들을 하나로 결합하는 데 있는 것입니다. 2주간 원고대로 연습을 한 후에는 좀 더 쉬워진다고 느끼기 시작할 것입니다. 당신은 과정을 모두 암기하게 될 것입니다. 일단 편안하게 느끼게 되면, 몇 개의 근육 그룹을 결합하는 시도를 해 볼 수 있을 것입니다. 그렇게 하다 보면 비슷한 결과를 얻는 데 시간과 노력이 덜 들게 될 것입니다. 3주와 4주 차에는 더 짧게 요약한 다음의 PMR 버전으로 연습할 것입니다. 각각의 근육을 따로따로 긴장시키는 대신에 다음의 근육 그룹으로 시도해 보세요.

1. 숨을 들이쉬면서 당신의 손과 팔, 발과 다리 모두를 한꺼번에 긴장시키세요. 마찬가지로, 약 5초 동안 긴장 상태를 유지한 후 숨을 내쉬면서 이러한 근육들의 긴장을 한꺼번에 이완시키면서 긴장감과 이완감의 차이를 느껴 보세요. 20~30초 정도 이완된 상태를 허용하고 알아차린 후 다음의 근육 그룹으로 옮겨 가세요.
  a. 배 근육과 가슴
  b. 어깨

c. 목, 턱, 입 그리고 이마

d. 마지막으로, 모든 근육을 한꺼번에 긴장시키고 그 상태를 유지한 후 힘을 빼세요.

2. 마지막으로, 1부터 5까지 세면서 깊이 이완하고, 몇 분 동안 호흡에 집중하며, 그런 다음엔 다시 5에서 1로 거꾸로 세면서 점점 더 정신을 맑게 하면서 축약된 PMR 연습을 마무리하세요.

당신의 경험을 기록지에 남기세요(다음에 연습표가 있습니다). 2주가 지난 후, 이러한 짧은 버전이 긴 버전만큼이나 효과적일 수 있다는 사실을 알게 될 것이며, 그 다음 단계인 기억에 의한 이완이라고 불리는 과정을 준비할 수 있을 것입니다. 이 단계에서는 긴장시키는 부분을 빼 버립니다. 그 외에는 이전의 연습 방법과 동일합니다. 4개의 근육 그룹을 각각 긴장시키는 대신에, 어떤 긴장감이 있는지 알아차리면서 단순히 근육 그룹에만 5~10초 정도 집중하세요. 그런 다음 당신이 감지한 긴장된 부분에 힘을 빼고 20~30초 정도 스스로에게 이완할 수 있는 시간을 준 후 다른 근육 그룹으로 넘어가세요. 매우 느리게 1에서 5까지 숫자를 세면서 당신의 이완이 깊어지게 하고, 몇 분 동안 호흡에 집중하고, 그런 다음엔 다시 5에서 1까지 숫자를 거꾸로 세면서 점점 더 정신을 맑게 하여 일련의 과정을 마무리하세요. 기억에 의한 이완 연습을 약 2주 정도 해 보세요(5주 차와 6주 차에).

PMR의 마지막 단계는 이러한 모든 근육 그룹을 하나로 함께 이완시키는 것을 배우는 것입니다. 이러한 원-스텝 PMR은 어느 곳에서나 거의 언제든지 유용하며, 빠르고 간단합니다. 일단 편안해지면 느리고 차분한 호흡을 몇 차례 하세요. 잠시 후에 몸의 어느 부분이라도 남아 있는 긴장감이 감지되면 힘을 빼세요. 긴장감이 당신의 몸에서 미끄러져 나가는 것을 느껴 보세요. 마지막 순간 동안에는(만약 시간이 허락한다면) 그저 당신의 차분하고 느린 호흡에 집중하세요. 평상시의 편안한 자세로 이 원-스텝 PMR을 연습한 후에, 여러 다양한 상황, 특히 일상의 스트레스를 경험하는 상황에서 PMR을 할 수 있습니다.

📝 연습: PMR 연습 기록하기

기록을 하면 PMR이 당신에게 잘 맞는지 아닌지를 더 잘 평가할 수 있습니다. 당신의 노트나 일기장에 다음에 제시된 예와 같은 PMR 기록지를 만들어 보세요. 대부분의 사람은 이러한 종류의 이완 훈련이 도움이 되기 위해서는 하루에 한 번 혹은 두 번씩 연습할 필요가 있다는 것을 알고 있습니다. 날짜 및 시간, 연습 전의 불안 수준 그리고 연습 이후의 불안 수준을 기록하세요. 당신의 불안감을 측정하기 위해서, 0(불안감이 없다)에서 100(상상할 수 있는 최고의 불안감을 느낌)까지의 수치를 사용하세요.

PMR 연습 기록지		
날짜/시간	연습 전의 불안감	연습 후의 불안감
7월 14일/오전 10시 7월 14일/오후 8시	65 75	40 40
7월 15일/오전 10시 7월 15일/오후 8시	50 60	20 35

당신에게 가장 효과 있는 방법 고르기

이러한 전략들을 각각 2주 동안 시도해 본 후에, 이 장에서 당신이 만들었던 3개의 기록지(마음챙김 연습 기록지, 복식호흡 훈련 기록지, PMR 연습 기록지)를 재검토해 보는 시간을 잠시 가져 보세요. 당신이 기록지에 기입한 내용뿐만 아니라 어떤 방법이 당신에게 가장 효과가 있었는지 주관적인 감에 근거하여, 당신이 기꺼이 전념할 수 있는 연습을 하나 또는 두 개 고르세요. 연습을 계속하기 위해서 매일 짧은 시간을 만들어 보세요(적어도 일주일에 몇 번이라도). 당신의 불안 관리 전략을 삶이 주는 여러 가지 스트레스를 다루고(극심한 교통 체증, 경제의 불확실성, 또는 당신의 배우자가 냉장고에 텅 빈 우유곽을 그냥 넣어 둔 것을 또 발견한 것 같은) 당신의 전반적인 이완 수준을 향상시키는 데 사용하세요.

🔍 요약해 보면

이 장에서 당신은 흔하고 효과적인 불안 관리 전략(마음챙김, 복식호흡, PMR) 세 가지의 기본 원칙을 배웠습니다. 따라서 연습을 통해 당신에게 가장 잘 맞는 하나를 발견하게 될 가능성이 매우 높습니다. 매일매일의 스트레스를 처리함으로써 당신이 건강 불안에 저항하는 데 쓰는 에너지를 다른 건설적인 곳에 쓸 수 있게 될 것입니다.

부록 1: 연습활동지 목록

부록 2: 추가 연습활동지

📝 연습: 종합해 보기, 나의 건강 불안과 관련된 감각,
생각, 행동 그리고 감정[1]

다음의 표나 일기장에 당신에게 불안을 유발하는 신체감각, 걱정되는 신체감각을 경험할 때 떠오르는 부정적 생각, 그때 경험하는 부정적 감정, 불안감을 줄이기 위해 했던 행동이나 병으로부터 당신을 보호하기 위해 했던 행동을 적어 보세요. 자신의 경험을 통해 신체감각–생각–감정–행동으로 이어지는 연결고리를 이해해 보세요.

신체감각	생각	감정	행동

[1] 건강 불안과 관련된 감각–생각–감정–행동의 관계를 종합적으로 이해하고 알아채는 연습을 하는 데 도움을 주기 위해 역자가 추가하였음.

불안한 생각 기록지

요일 및 시간	상황	불안을 불러일으키는 생각과 예측	이전의 불안감 (0~100)	대안적인 생각	증거와 현실적인 결론	이후의 불안감 (0~100)

노출 연습 기록지(상황, 증상, 정신적 노출)				
날짜/시간	노출 과제	연습 시간	최고의 공포감	공포감이 절반으로 줄어드는 데 든 시간

마음챙김 연습 기록지			
날짜/시간, 과제연습시간	마음챙김 과제	감각에 집중하는 능력	생각과 감정을 흘러가게 놔두는 능력

복식호흡 훈련 기록지			
날짜/시간	몇 분간 연습했는지	연습 이전의 불안감	연습 이후의 불안감

PMR 연습 기록지		
날짜/시간	연습 전의 불안감	연습 후의 불안감

참고자료

건강 불안

Asmundson, G. J. G., & Taylor, S. (2005). *It's Not All in Your Head: How Worrying About Your Health Could Be Making You Sick and What You Can Do About It.* New York: The Guilford 프.

Furer, P., J. R. Walker, & Stein, M. B. (2007). *Treating Health Anxiety and Fear of Death: A Practitioner's Guide.* New York: Springer.

Taylor, S., & Asmundson, G. J. G. (2004). *Treating Health Anxiety: A Cognitive-Behavioral Approach.* New York: The Guilford Press.

Willson, R., & Veale, D. (2009). *Overcoming Health Anxiety: A Self-Help Guide Using Cognitive Behavioral Techniques.* London: Constable and Robinson.

불안 자가치료와 인지행동치료

Antony, M. M., & Norton, P. J. (2009). *The Anti-Anxiety Workbook.* New York: The Guilford Press.

Bourne, E. J. (2011). *Anxiety and Phobia Workbook* (5th ed.). Oakland, CA: New

Harbinger Publications.

Burns, D. D. (1999). *The Feeling Good Handbook* (Rev. ed.). New York: Plume.

Greenberger, D., & Padesky, C. (1995). *Mind Over Mood: Change How You Feel by Changing the Way You Think*. New York: The Guilford Press.

마음챙김과 스트레스 완화

Davis, M., Eshelman, E. R., & McKay, M. (2008). *The Relaxation and Stress Reduction Workbook* (6th ed.). Oakland, CA: New Harbinger Publications.

Kabat-Zinn, J. (2006). *Mindfulness for Beginners*. CD-ROM. Louisville, CO: Sounds True, Inc.

Kabat-Zinn, J. (2009). *Letting Everything Become Your Teacher: 100 Lessons in Mindfulness*. New York: Delta.

Orsillo, S. M., & Roemer, L. (2011). *A Mindful Way Through Anxiety: Break Free from Chronic Worry and Reclaim Your Life*. New York: The Guilford Press.

점진적 근육이완 오디오의 예

Consortium for Organizational Mental Healthcare. (2010). Positive Coping with Health Conditions: Relaxation Method Audio. Retrieved February 12, 2011, from the World Wide Web: www.comh.ca/pchc/resources/audio/index.cfm

Hobart and William Smith Colleges. (2010). Relaxation Techniques: Progressive Relaxation Exercise. Retrieved February 12, 2011, from the World Wide Web: http://hws.edu/studentlife/counseling_relax.aspx

參考文獻

American College of Emergency Physicians. (2010). When Should I Go to the Emergency Department? Retrieved March 14, 2010, from the World Wide Web: www.acep.org/practres.aspx?id=26018

American Psychiatric Association. (2000). *Diagnostic and Statistical Manual of Mental Disorders* (4th ed. Text rev.). Washington, DC: American Psychiatric Publishing.

American Psychiatric Association. (2013). *Diagnostic and Statistical Manual of Mental Disorders* (5th ed.). Arlington, VA: Author.

Baker, R. C., & Kirschenbaum, D. S. (1993). Self-monitoring may be necessary for successful weight control. *Behavior Therapy, 24*(3), 377-394.

Barlow, D. H. (2002). *Anxiety and Its Disorders: The Nature and Treatment of Anxiety and Panic* (2nd ed.). New York: The Guilford Press.

Barnes, P. M., Powell-Griner, E., McFann, K., & Nahin, R. L. (2004). Complementary and alternative medicine use among adults: United States, 2002. *CDC Advance Data Report*, May 27, 343.

Barsky, A. J., & Ahern, D. K. (2004). Cognitive behavior therapy for hypochondriasis:

A randomized controlled trial. *Journal of the American Medical Association, 291*(12), 1464-1470.

Barsky, A. J., Orav, E. J., & Bates, D. W. (2005). Somatization increases medical utilization and costs independent of psychiatric and medical comorbidity. *Archives of General Psychiatry, 62*(8), 903-910.

Beck, A. T., & Emery, G. (1985). *Anxiety Disorders and Phobias: A Cognitive Perspective.* With Greenberg, R. L. New York: Basic Books.

Bernstein, D. A., & Borkovec, T. D. (1973). *Progressive relaxation training: A manual for the helping professions.* Champaign, IL: Research Press.

Bernstein, D. A., Borkovec, T. D., & Hazlett-Stevens, H. (2000). *New Directions in Progressive Relaxation Training: A Guidebook for Helping Professionals.* Westport, CT: Praeger Publishers.

Connor, K. M., & Vaishnavi, S. (2009). Complementary and alternative approaches to treating anxiety disorders. In M. M. Antony & M. B. Stein (Ed.), *Oxford Handbook of Anxiety and Related Disorders* (pp. 451-460). New York: Oxford University Press.

Escobar, J. I., Allen, L. A., Hoyos Nervi, C., & Gara, M. A. (2001). General and cross-cultural considerations in a medical setting for patients presenting with medically unexplained symptoms. In G. J. G. Asmundson, S. Taylor, & B. J. Cox (Ed.), *Health Anxiety: Clinical and Research Perspectives on Hypochondriasis and Related Conditions*, Hoboken, NJ: John Wiley and Sons.

Fallon, B. A., Petkova, E., Skritskaya, N., Sanchez-Lacay, A., Schneier, F., Vermes, D., Cheng, J., & Liebowitz, M. R. (2008). A double-masked, placebo-controlled study of fluoxetine for hypochondriasis. *Journal of Clinical Psychopharmacology, 28*(6), 638-645.

Furer, P., Walker, J. R., & Stein, M. B. (2007). *Treating Health Anxiety and Fear of Death: A Practitioner's Guide.* New York: Springer.

Greeven, A., van Balkom, A. J. L. M., Visser, S., Merkelbach, J. W., van Rood, Y. R., van Dyck, R., van der Does, A. J. W., Zitman, F. G., & Spinhoven. P. (2007). Cognitive behavior therapy and paroxetine in the treatment of hypochondriasis: A randomized controlled trial. *American Journal of Psychiatry, 164*, 91-99.

Jacobson, E. (1938). *Progressive Relaxation: A Physiological and Clinical Investigation of Muscular States and Their Significance in Psychology and Medical Practice.* Chicago, IL: University of Chicago Press.

Karoly, P., & Doyle, W. W. (1975). Effects of outcome expectancy and timing of self-monitoring on cigarette smoking. *Journal of Clinical Psychology, 31*(2), 351-355.

Locke, E. A. (1968). Toward a theory of task motivation and incentives. *Organizational Behavior and Human Performance, 3*, 157-189.

Miller, W. R., & S. Rollnick. (2002). *Motivational Interviewing: Preparing People for Change* (2nd ed.). New York: The Guilford Press.

Moscovitch, D. A., Antony, M. M., & Swinson, R. P. (2009). Exposurebased treatments for anxiety disorders: Theory and process. In M. M. Antony & M. B. Stein (Ed.), *Oxford Handbook of Anxiety and Related Disorders* (pp. 461-475). New York: Oxford University Press.

Orsillo, S. M., & Roemer, L. (2011). *The Mindful Way Through Anxiety: Break Free from Chronic Worry and Reclaim Your Life.* New York: The Guilford Press.

Otto, M. W., Behar, E., Smits, J. A. J., & Hofmann, S. G. (2009). Combining pharmacological and cognitive behavioral therapy in the treatment of anxiety disorders. In M. M. Antony & M. B. Stein (Ed.), *Oxford Handbook of Anxiety and Related Disorders* (pp. 429-440). New York: Oxford University Press.

Prochaska, J. O., & DiClemente, C. C. (1983). Stages and processes of selfchange of smoking: Toward an integrative model of change. *Journal of Consulting and Clinical Psychology, 51*(3), 390-395.

Salkovskis, P. M., Warwick, H. M. C., & Deale, A. C. (2003). Cognitive-behavioral treatment for severe and persistent health anxiety (hypochondriasis). *Brief Treatment and Crisis Intervention, 3*, 353-368.

Sturmey, P., & Hersen, M. (Eds). (2012). *Handbook of Evidence-Based Practice in Clinical Psychology: Volume II—dult Disorders*. Hoboken, NJ: John Wiley and Sons.

Swinson, R. P., Antony, M. M., Bleau, P., Chokka, P., Craven, M., Fallu, A., Katzman, M., Kjernisted, K., Lanius, R., Manassis, K., McIntosh, D., Plamondon, J., Rabheru, K., van Amcringen, M., & Walker, J. R. (2006). Clinical practice guidelines: Management of anxiety disorders. *Canadian Journal of Psychiatry, 51*(Suppl. 2), 1S-92S.

Taylor, S., & Asmundson, G. J. G. (2004). *Treating Health Anxiety: A Cognitive-Behavioral Approach*. New York: The Guilford Press.

Taylor, S., Thordarson, D. S., Jang, K. L., & Asmundson, G. J. G. (2006). Genetic and environmental origins of health anxiety: A twin study. *World Psychiatry, 5*(1), 47-50.

U.S. Department of Health and Human Services. (1999). *Mental Health: A Report of the Surgeon General*. Rockville, MD: U.S. Department of Health and Human Services, Substance Abuse and Mental Health Services Administration, Center for Mental Health Services, National Institutes of Health, National Institute of Mental Health.

Walker, J. R., Vincent, N., & Furer, P. (2009). Self-help treatments for anxiety disorders. *In* M. M. Antony & M. B. Stein (Ed.), *Oxford Handbook of Anxiety and Related disorders* (pp. 488-496). New York: Oxford University Press.

Williams, M., J. Teasdale, Z. Segal, & J. Kabat-Zinn. (2007). *The Mindful Way Through Depression: Freeing Yourself from Chronic Unhappiness*. New York: The Guilford Press.

찾아보기

저자 소개

———————

캐서린 오웬스 Katherine M. B. Owens

캐나다 리자이나 대학교와 서스캐처원 대학교 및 정신건강 클리닉에서 인지행동모델에 맞춘 진료 및 교육을 하고 있는 교수이자 저명한 임상심리사이다. 불안, 우울의 치료를 전문으로 하고 있으며, 탄자니아, 아이티, 소말리아 등에서 재난 심리서비스를 제공하는 등 사회봉사활동을 하고 있는 인도주의적 실천력을 갖춘 훌륭한 심리치료자이다.

마틴 안토니 Martin M. Antony

캐나다 토론토 라이어슨 대학교의 임상심리학과 교수이자, 성요셉 건강관리 해밀튼 병원에서 불안치료 및 연구클리닉을 개설한 디렉터이다. 캐나다왕립협회 회원이며, 캐나다심리학회 및 인지행동치료학회 회장을 역임하였다. 불안장애, 완벽주의, 인지행동치료 및 심리평가 분야에서 국제적으로 저명한 저술 및 연구를 하였으며, 인지행동치료, 사회불안, 강박장애, 범불안장애, 공황장애, 특정공포증 및 완벽주의에 관한 30권 이상의 책과 300편 이상의 논문이 있다. 그중에는 사회불안장애, 완벽주의, 불안치료에 대한 근거기반 자가치료 매뉴얼도 다수 포함되어 있다. 미국심리학회, 캐나다심리학회, 미국불안장애학회 등에서 여러 번 수상하였으며, 전 세계에서 425회 이상의 워크숍을 진행하기도 한 불안장애 치료 분야의 전문가이다.

역자 소개

───────

이경욱 Kyoung-uk Lee

가톨릭대학교 의과대학 의정부성모병원 정신건강의학과 교수이다. 또한 대한불안의학회 부이사장이며, 대한명상의학회, 대한정신약물학회, 대한우울조울병학회, 대한뇌기능매핑학회 등 여러 학회에서 이사를 맡고 있다. 가톨릭대학교 정서신경과학 연구실 CUPAN의 디렉터로 뇌영상 및 행동실험을 통해 기분장애, 자살, 불안장애, 조현병의 치료 및 뇌기전을 연구하고 있다. 최근에는 우울, 자살, 불안, 통증에 self-compassion, compassion을 임상적으로 적용하고 연구하고 있다. 저서로 신경정신의학 교과서, 정신약물학 교과서 등에서 공황장애, 자살, 항우울제, 기분안정제 등의 챕터를 저술하였다. 역서로 『러브 유어셀프: 세상에 오직 하나뿐인 나를 사랑하라』(공역, 학지사, 2019), 『자살시도에 대한 단기 개입 프로그램: 치료자 매뉴얼』(공역, 하나의학사, 2019)이 있으며 다수의 논문을 발표하였다.

웹사이트: http://cupan.catholic.ac.kr

건강 불안 극복 지침서

건강을 염려하는 감정과 행동에 맞서기

Overcoming Health Anxiety:
Letting Go of Your Fear of Illness

2022년 3월 22일 1판 1쇄 인쇄
2022년 3월 27일 1판 1쇄 발행

지은이 • Katherine M. B. Owens · Martin M. Antony
옮긴이 • 이경욱
펴낸이 • 김진환
펴낸곳 • (주) **학지사**
　　　　　04031 서울특별시 마포구 양화로 15길 20 마인드월드빌딩
대표전화 • 02)330-5114　　　팩스 • 02)324-2345
등록번호 • 제313-2006-000265호

홈페이지 • https://www.hakjisa.co.kr
페이스북 • https://www.facebook.com/hakjisabook

ISBN 978-89-997-2664-4 03510

정가 15,000원

출판 · 교육 · 미디어기업 **학지사**

간호보건의학출판 **학지사메디컬** www.hakjisamd.co.kr
심리검사연구소 **인싸이트** www.inpsyt.co.kr
학술논문서비스 **뉴논문** www.newnonmun.com
교육연수원 **카운피아** www.counpia.com